Martin Weber · Der Mensch im Gleichgewicht

Martin Weber

Der Mensch im Gleichgewicht

Gesundheit neu gedacht mit Herz, Logik und Intuition

ENNSTHALER VERLAG STEYR

Erklärung

Die in diesem Buch angeführten Vorstellungen, Vorschläge und Therapiemethoden sind nicht als Ersatz für eine professionelle medizinische oder therapeutische Behandlung gedacht. Jede Anwendung der in diesem Buch angeführten Ratschläge geschieht nach alleinigem Gutdünken des Lesers. Autoren, Verlag, Berater, Vertreiber, Händler und alle anderen Personen, die mit diesem Buch in Zusammenhang stehen, können weder Haftung noch Verantwortung für eventuelle Folgen übernehmen, die direkt oder indirekt aus den in diesem Buch gegebenen Informationen resultieren oder resultieren sollten.

www.ennsthaler.at

8. Auflage 2017

ISBN 978-3-85068-833-8

Martin Weber · Der Mensch im Gleichgewicht

Ennsthaler Gesellschaft m.b.H. & Co KG, 4400 Steyr, Österreich
Satz: Ennsthaler Verlag
Umschlaggestaltung: Die Besorger, Mediendesign & -technik, Steyr
Druck & Bindung: CPI books GmbH, Leck

MIX
Papier aus verantwortungsvollen Quellen
FSC® C083411

DANKE

Ich danke allen meinen Freunden und Wegbegleitern, die mich zu diesem Buch ermuntert und inspiriert haben. Danke meinem Sohn Marcus, der mich bei meinen Behandlungen begleitet hat und nun unsere gemeinsame Arbeit in seiner eigenen Praxis weiterführt. Mein besonderer Dank gilt meiner Frau Hildegard für die interessanten Diskussionen, die wir in den vielen Stunden während der Entstehung dieses Buches führten, und für ihre konstruktive Mitarbeit. Sie gab meinen handschriftlichen Aufzeichnungen eine Struktur, aus der letztendlich das Manuskript zu diesem Buch entstanden ist.

Inhaltsverzeichnis

Vorwort

»Der Mensch im Gleichgewicht« ist geschrieben worden, um Sie herauszufordern und Ihnen eine Türe zu öffnen. Eine Tür in eine Welt und zu einer Energie, die alles verbindet. Zu der wir Lebewesen immer schon einen Zugang hatten, der aber für die meisten Menschen im Laufe der Jahrhunderte versperrt wurde. Es wird daher jenen ungeübten Teil des Verstandes herausfordern, der verneint, dass Intuition Selbstheilungsenergien freisetzen kann, dass das nicht Greifbare möglich ist und dass Wunder tatsächlich passieren, weil sie in uns verborgen sind und wirksam werden können.

Es wird eine Herausforderung für die zahlreichen Wissenschaftler sein, die sich dogmatisch an ihrem Wissen orientieren und die Gefühle – die uns verbindende universelle Energie – außer Acht lassen oder verlernt haben, sie zu erkennen.

Ebenso wird es eine Herausforderung für jenen wunderbaren Teil in Ihnen sein, der die Fähigkeit hat, über den Horizont zu schauen und die Welt auch im Zusammenhang mit dem Spürbaren zu sehen.

Es kann Ihnen helfen, Barrieren zu überwinden und lebenserneuernde Einsichten zu gewinnen.

Karl G. Auer
Journalist und Autor

Über geistiges Heilen

»Die Morgenröte einer neuen Zeit«

Ich glaube, dass Heilen auf nicht-materiellem Weg, durch geistige Methoden, eine Zukunft ungeahnter Möglichkeiten hat.

Und ich glaube, dass ihr Bereich allmählich über das, was wir heute, zu Recht oder Unrecht, als »funktionell« bezeichnen, hinauswachsen und auch alles Organische umschließen wird.

Ich sehe die Morgenröte einer neuen Zeit vor mir aufleuchten, in der man gewisse chirurgische Eingriffe, z. B. an inneren Gewächsen, als bloße Flickarbeit ansehen wird, voller Entsetzen, dass es überhaupt einmal ein so beschränktes Wissen um Heilmethoden gab.

Dann wird kaum noch Raum sein für althergebrachte Arzneimittel.

Es liegt mir fern, die moderne Medizin und Chirurgie irgendwie herabzusetzen, ich hege im Gegenteil große Bewunderung für beide.

Aber ich habe Blicke tun dürfen in die ungeheuerlichen Energien, die der Persönlichkeit selbst innewohnen, und in solche außerhalb liegenden Quellen, die unter gewissen Bedingungen durch sie hindurchströmen und die ich nicht anders als göttlich bezeichnen kann.

Kräfte, die nicht allein funktionelle Störungen heilen können, sondern auch organisch bedingte, die sich als bloße Begleiterscheinungen seelisch-geistiger Störungen herausstellten.

(Dieses Zitat wird vielfach im Internet C.G. Jung zugeschrieben, ist ihm aber laut C.G.Jung-Stiftung in dieser Form nicht zuzuordnen.)

Das, was in obigem Zitat über nicht-materielles Heilen geschrieben steht, erlebe ich seit vielen Jahren immer wieder in meiner täglichen Arbeit. Ich denke, die Zeit ist nun reif, ganz ohne Scheu und sehr bestimmt über dieses Thema zu schreiben. Heilung auf nicht-materieller Ebene kann und darf sein, weil die Menschen durch ihr erweitertes Bewusstsein bereit sind, Heilung auf dieser Ebene geschehen zu lassen. Heilung, die durch uns Menschen selbst passiert, durch das Göttliche in uns.

Die Menschheit hat sich immer weiter entwickelt, aber gleichzeitig von ihrem Ursprung entfernt. Dadurch, dass der Mensch keine Rückkoppelung mehr hat, sucht er in der Welt der Materie nach Lösungen. Dass die Materie aber nicht sein Zuhause ist, zeigt die Sehnsucht, an eine höhere Macht zu glauben. Diese Sehnsucht ist ein tiefes inneres Wissen. Wir spüren, dass vieles, das wir so krampfhaft festhalten, auf einmal keine Bedeutung mehr hat. Wir haben eine neue Motivation. Es geht darum, zu unseren eigenen Wurzeln, zu unserem Ursprung zu gelangen.

Warum schreibe ich ein Buch?

Da ich in den letzten Jahren immer wieder in den Medien in Verbindung mit Spitzensportlern und deren schneller Genesung erwähnt wurde und auch von vielen Seminarteilnehmern, Bekannten und Freunden immer wieder gebeten werde, über meine jahrelangen Erfahrungen mit Energiearbeit zu berichten, habe ich mich nun entschlossen, dieses Buch zu schreiben. Es gibt zwar schon unzählige Bücher über Energie, Bewusstsein und unterschiedliche Heilmethoden – viele sogar von Medizinern verfasst. Diese Bücher werden jedoch meist nur von Insidern gelesen und das Wissen darüber ist noch keineswegs Allgemeingut. Die Buchhandlungen sind auch voll von hilfreicher Literatur, die uns sagt, wie wir erfolgreicher, gesünder, zufriedener und glücklicher unser Leben gestalten können. Im Grunde ist vieles schon geschrieben worden.

Jede Kultur und jede Religion hat ihre weisen Bücher mit Geboten und Verboten. Es ist uns möglich, aus dieser Vielfalt zu wählen und auszusortieren und nur das zu lesen, was unserem Bewusstsein entspricht und was uns hilfreich erscheint. Mit diesem Buch will ich niemanden überzeugen, nicht missionieren, auch keine neuen Dogmen aufstellen – ich möchte Sie nur ein wenig zum Nachdenken anregen.

Ich durfte in den vergangenen Jahren vielen Menschen durch meine Gabe oder mein »Talent«, das mir gegeben wurde, nämlich Energie zu sehen und zu spüren, helfen. Ich durfte sie dabei unterstützen, ihre Probleme zu lösen, beschwerdefrei zu werden und neue Sichtweisen zu entdecken.

Ich sehe mich selbst jedoch nicht als Menschen, der andere heilen kann. Wenn ich mich als Heiler bezeichne, dann trifft es nur für mich selbst zu. Ich bin mein eigener Heiler, so wie jeder Mensch sein eigener Heiler ist.

In meinem Buch möchte ich Themen ansprechen, die mir am Herzen liegen. Ich möchte Sie zum Nachdenken anregen, aber auch an Ihr logisches Denken appellieren. Vor allem möchte ich aufzeigen, dass es neben der klassischen Medizin Behandlungsmethoden und Möglichkeiten gibt, einen ausgewogenen körperlichen Zustand zu erreichen – ohne Nebenwirkungen durch Medikamente, ohne aufwendige Untersuchungsmethoden und Therapien und ohne Operationen und Operationsnarben, die wiederum zu Störungen im Körper führen. Und vor allem:

Werden wir uns der vergessenen Selbstheilungskräfte unseres Körpers wieder bewusst!

Im Grunde schreibe ich dieses Buch aber auch für mich selbst, eine Art Zusammenfassung einer kleinen Wahrheit aus der Unendlichkeit der Wahrheiten, die ich für mich selbst erkannt habe. Vielleicht ist es ein kleiner Beitrag zu deiner Wahrheit und es hilft dir, dadurch deine Wahrheit zu erkennen. Ich bin jetzt ganz bewusst vom förmlichen »Sie« zum vertrauteren »du« übergegangen, um eine größere Nähe zwischen uns zu ermöglichen. Auch beim Behandeln merke ich immer wieder, dass viele Menschen – besonders jene, die in den Bergen aufwachsen – erleichtert sind, wenn wir uns auf der vertrauten Du-Ebene begegnen.

Bei meiner Wahrheitssuche verlasse ich mich auf nichts und niemanden, auch auf keine noch so gut gemeinten Ratschläge. Ich versuche, in mir selbst zu erkennen. Ich versuche, die Welt – meine kleine Welt – meinen Körper, als kleinen Kosmos in einem großen Kosmos zu sehen, verbunden mit einem großen Ganzen.

Ich frage mich selbst, ob es jemals einem Buch gelungen ist, mich zu verändern. Vordergründig ist meine Antwort NEIN. Die Veränderung ist zuerst in mir passiert. Durch diese Veränderung, die in mir passierte, wurde ich offen für Neues und ich begann mich für die unterschiedlichsten Themen zu interessieren. Dadurch erkannte ich, dass es nicht allein mein Gedankengut ist, sondern dass es viele Menschen gibt, die ähnlich denken wie ich. Die Erklärung dazu finde ich in der Wirkung der »Morphogenetischen Felder«, die davon sprechen, dass sich neue Erkenntnisse gleichzeitig von den unterschiedlichsten Orten der Welt aus verbreiten. Erkenntnisse von Menschen, die durch eine ähnliche Schwingung verbunden sind.

Viele Bücher haben mich aber auch angeregt, Fragen zu stellen, deren Beantwortung mich oft in neue Richtungen führten und mir meine eigenen Sichtweisen bewusst machten.

So möchte ich auch ganz klar betonen, dass mein Buch keinen Wahrheitsanspruch erhebt, dass der Leser alles hinterfragen und seine eigenen Antworten finden soll.

Und ich möchte auch, dass die Leser meines Buches wissen, dass es für mich keine absolute Wahrheit gibt und dass es wichtig ist, sich selbst immer wieder Fragen zu stellen.

Es gibt viele Menschen, die sich spirituelle Lehrer, Meister oder Gurus suchen. Manche Religionen gehen auch davon aus, dass es absolut notwendig ist, einen Lehrmeister zu haben. Sie besuchen ein Seminar nach dem anderen, weil sie glauben, dadurch zur Erkenntnis oder gar zur Erleuchtung zu gelangen. Es mag für viele hilfreich sein, aber es entspricht nicht meinem Denken und Fühlen. Ich versuche, in mir selbst zu erkennen. Dabei passiert es oft, dass Erkenntnisse von gestern, die ich für richtig hielt, mich zu neuen Erkenntnissen führen, die jetzt – in diesem Augenblick – ein neues Gesamtbild ergeben.

Dieses Buch ist für Menschen gedacht, die ihren eigenen Verstand, ihr Herz und ihre Intuition gebrauchen, die sich nicht auf das Gedankengut anderer verlassen. Also auch nicht auf meines.

Denn wenn man sich nur auf das Gedankengut anderer verlässt, kommt man immer nur dort hin, wo andere schon waren.

Es geht darum, die eigene Wahrheit zu erkennen. Es zeigt lediglich meine Wahrheit, meine Vision eines »erwachten Menschen«.

Teile dieses Buches entstanden aus meinen ganz persönlichen Erfahrungen, andere Teile sind mir aus einem übergeordneten Bewusstsein – außerhalb von Raum und Zeit – vermittelt worden.

Was will ich mit diesem Buch erreichen?

Für mich ist jedes Buch Information, die Menschen auf unterschiedlichste Art erreicht. Oft genügt ein einzelnes Wort, ein Satz, um jemanden in seinem Innersten zu berühren und eine Schwingung auszulösen, die in weiterer Folge zu neuen Erkenntnissen führt. Mit meinem Buch möchte ich aber auch Hoffnung vermitteln. Hoffnung, neue Perspektiven und Denkansätze für jene, die ängstlich der Zukunft entgegensehen oder sich von der Vergangenheit nicht lösen können. Es ist auch für Menschen gedacht, die die Fülle des Lebens nicht sehen, weil sie sich mit belastenden Gedankenmustern herumplagen. Und letztendlich ist es für jene, die bereit sind, alte Wertvorstellungen zu hinterfragen und gewohnte Denkpfade in Wissenschaft, Medizin, Wirtschaft, Politik und Religion zu verlassen und neue Wege zu gehen.

Wir haben gewaltige Fortschritte in Medizin und Technik gemacht, sind aber jetzt zu einem Punkt gekommen, an dem wir durch diese Möglichkeiten beginnen, uns selbst und unsere Umwelt zu zerstören und neue Gefahren durch diese Fortschritte heraufzubeschwören. Ist es wirklich ein Fortschritt, wenn wir Massenvernichtungswaffen besitzen, die in der Lage sind, unsere Erde mit all ihren Lebensformen auszulöschen? Oder ist es ein Fortschritt, wenn wir immer wieder neue Medikamente entwickeln, die so starke Nebenwirkungen haben, dass wir für diese Nebenwirkungen wieder Medikamente brauchen? Das ist in meinen Augen kein Fortschritt – das ist Rückschritt!

Es kann allerdings auch nicht unser Ziel sein, auf sinnvolle, technische Errungenschaften zu verzichten, sondern Ziel müsste sein, den Fortschritt im Sinne der Einheit neu zu überdenken und Möglichkeiten, die sich schon anbieten, zu nutzen, anstatt sie zu bekämpfen.

Und das beginnt beim Menschen selbst. All das, was uns umgibt, ist Schöpfung. Jede Lebenssituation, in der wir uns befinden, ist Schöpfung, unsere eigene Schöpfung. Wenn wir verstehen und glauben können, dass wir selbst Schöpfer sind, jeder Einzelne, jeden Augenblick, dann wird uns bewusst, welch gewaltiges Potenzial jeder von uns in sich trägt. Die Situation, in der sich die Welt derzeit befindet, wurde nicht von einem fernen Gott in einem fernen Himmel geschaffen, sondern von uns Menschen selbst. Wir tragen die Verantwortung für uns und für die gesamte Erde mit all ihren Lebensformen.

Jesus wurde immer wieder von Schriftgelehrten herausgefordert, weil er sagte, er sei Gottes Sohn. Er antwortete laut Johannesevangelium, Kapitel 10, Vers 34: »Steht nicht in eurem Gesetz, dass ihr alle Götter seid?« Damit gab er uns eindeutig zu verstehen, dass wir alle – ohne Ausnahme – Töchter und Söhne Gottes sind und dadurch auch die Kraft des Schöpfers in uns tragen. Diese Erkenntnis, dass wir nicht der Willkür des Schicksals oder eines strafenden Gottes ausgesetzt sind, sondern dass wir durch unsere Gedanken und Handlungen Mitschöpfer dieser Erde und des gesamten Universums sind, gibt mir Hoffnung und Mut, an mich selbst zu glauben und an einer gesunden, glücklichen Welt mitzuwirken.

Wer bin ich?

Es fällt mir schwer, eine Bezeichnung für das zu finden, was ich tue. Wenn ich meine Ausbildung als Heilmasseur anführe mit diversen Zusatzausbildungen wie Akupunkturmassage, Bindegewebsmassage, Segmentmassage und Fußreflexzonenmassage, so war das nur der Beginn meiner jetzigen Arbeit.

In unserem Land haben Menschen mit bestimmten Ausbildungen nur dann die »Erlaubnis«, eine gewisse Tätigkeit auszuüben, wenn sie einen amtlichen Befähigungsnachweis erbringen. Dieses Denken, alles Wissen komme nur von außen, müsse studiert oder erlernt werden, ist ein engstirniges, eingrenzendes Weltbild. Zu allen Zeiten und in allen Kulturen gab es Menschen, die besondere Fähigkeiten hatten, ob es in der Kunst, Musik, Technik oder Forschung war. Sie entwickelten diese Fähigkeit nicht nur, indem sie auf dem aufbauten, was andere ihnen beigebracht hatten, sondern sie gingen neue Wege, folgten ihrer Intuition. Wunderkinder kommen sehr selten auf die Welt, doch es gibt immer wieder Menschen, die beseelt sind von der Idee, etwas verändern und etwas bewirken zu wollen. So setze auch ich meine ganze Kraft dafür ein, in dem Kreis zu wirken, wo es mir möglich ist, etwas zu verändern.

Was befähigt mich nun, meine Arbeit als Therapeut auszuüben? Bin ich ein spiritueller, gläubiger, guter Mensch? Wie soll ich sein, damit ich all denen gerecht werde, die mich nach ihren Richtlinien bewerten? Soll ich mein ganzes Wesen, meine wahre Natur verbergen, nur damit ich so bin, wie man mich gerne hätte? All diese von Menschen aufgestellten Normen entsprechen nicht meiner Natur. Ich möchte mit meiner Arbeit niemandem etwas beweisen. Denn diese Gedanken stressen, machen Druck, nehmen mir die Freude.

Aus diesem Grund ist es mein ganzes Bestreben, alles, was ich tue, mit Leichtigkeit und Freude zu tun. Wenn ich das tue, dann kommt auch der Erfolg von selbst.

Alle Reichtümer dieser Welt sind ohne Bedeutung, wenn man krank ist. Meine Forschung (sie stützt sich nicht auf wissenschaftliche Erkenntnisse) sind Eingebungen, durch die ich mich selbst hinterfrage und Antworten darauf in mir suche. Aber das war nicht immer so. Angefangen hat alles, als ich das erste Mal eine starke Kraft spürte, die durch mich floss. Es war ein eigenartiges Gefühl. Ich war sehr irritiert, verstört und wusste nicht, was das zu bedeuten hatte. Was dann passierte, veränderte mein ganzes Denken und mein Leben. Mehr dazu im Kapitel »Wie komme ich zu diesem Gedankengut?«.

Durch diese Ereignisse wurde ich immer introvertierter und verbrachte viele Stunden alleine und völlig zurückgezogen. Ich versuchte zu erkennen, welche Kräfte in mir und durch mich flossen. In dieser Zeit beschäftigte ich mich auch sehr viel mit dem Thema »Religionen«. Ich wollte wissen, ob mir die Religionen eine Antwort auf meine brennenden Fragen geben konnten. Ich hatte mich bis zu jener Zeit nicht wirklich mit Glauben und Religion beschäftigt. Jetzt auf einmal war mein Interesse geweckt. Ich dachte über meinen Glauben nach und fragte mich, ist es mein Glaube, der so stark ist, dass ich Menschen auf diese Weise helfen kann? Oder ist es der Glaube dessen, der zu mir kommt, um Linderung oder Heilung zu erlangen? Die nächste Frage, die auftauchte, war »Gibt es einen Gott? Was ist Gott? Wo ist dieser Gott?« Die Antwort, die ich kannte, die mir durch Erziehung, Religionsunterricht, durch das bekannte Gottesbild vermittelt worden war, befriedigte mich nicht. Ich verließ mich immer mehr auf mein Gespür, denn ich hatte inzwischen festgestellt, dass ich bei bestimmten Gedanken dieses Fließen in meinem Körper spürte und auch ein Gefühl von Wärme in meiner Herzgegend aufkam. So konnte ich mich immer mehr auf mein Gefühl und meine Empfindungen verlassen. Ein Gefühl von Wärme im Herzen, ein Gefühl von Dankbarkeit sagte mir, jetzt bist du deiner Wahrheit nahe.

Auf meine Frage, ob mein Glaube so stark sei, kam in mir die imaginäre Antwort, deine Liebe und dein Mitgefühl sind es, die bewirken, dass Heilung passieren kann. Doch auch der zu Behandelnde muss bereit sein, Heilung geschehen zu lassen. Auf die nächste Frage, die ich stellte, wo Gott und der Himmel wären, spürte ich vorerst nichts, aber meine beiden Hände zeigten jetzt auf meine Brust und wieder spürte ich dieses Fließen. Da erkannte ich für mich, Gott ist in mir, Gott und der Himmel ist in allem und jedem von uns! Von nun an dachte ich nicht mehr, diese oder jene Religion oder Konfession wäre besser oder kommt meiner Anschauung näher, sondern ich versuche, die anderen so zu lassen, wie sie sind. Im Bewusstsein, dass jeder seine Erfahrungen machen kann und jeder Suchende eine Tür finden wird, die sich öffnet – ob es eine Religion ist oder eine innere Überzeugung. André Heller hat in einem seiner Lieder geschrieben »An wos soll i glauben, i kann nur glauben, wos i gspür« und auf das verlasse auch ich mich: Auf mein Gespür und auf das, was ich sehe und erlebe.

Ich bin ein freiheitsliebender Mensch, der die Auffassung von Freiheit nicht als bloßes Lippenbekenntnis sieht, sondern versucht, die Freiheit in sich selbst zu entdecken. Die Freiheit, von der ich rede, ist eine innere Freiheit, sie kennt keine Einschränkung. So wie meine Gedanken frei sind, so sind auch meine Worte frei. Meine Worte sind keinen Lehrmeinungen, keinen Dogmen unterworfen. Meine Erkenntnisse kommen nicht von übernommenen, begrenzten Ansichten, sondern aus der unbegrenzten Welt des Geistes. Dadurch, dass ich mich immer mehr aus dem egoistisch begrenzten Denken löse, bekomme ich Zugang zu den unbegrenzten Ebenen des

Geistes. Die Ebenen des Geistes sind für jeden zugänglich, der bereit ist, sich aus der Begrenztheit seines Denkens zu lösen. Eine Wissenschaft, die abhängig ist von Interessensgruppen, Politik, Wirtschaft, kann nicht frei agieren und beschränkt sich selbst in ihren Möglichkeiten. Eine freie Gesellschaft, die unabhängig von Glaubenssätzen ist, hat ungeahnte Möglichkeiten, die Welt zu verändern.

Alles was ich will!
Ich will der sein, der ich bin.
Ich will das tun, was ich fühle.
Will Mensch sein, kein Abziehbild von irgendjemandem.
Will lieben und verstehen.
Will niemanden mehr fragen müssen, was Wahrheit ist.
Will meine Wahrheit und mein Leben leben.
Will nichts mehr bewerten.
Ich will sein und in diesem Zustand verbleiben!

Die Kunst des Lebens

Wir kennen von vielen Menschen, die sich als spirituell bezeichnen, die Aussage: »Du brauchst nur zu SEIN, nur geschehen lassen, das ist die Kunst des Lebens.« Ein Teil in mir stimmt dieser Aussage zu. Ich verstehe auch, wenn sich jemand als Einsiedler zurückziehen möchte und hofft, auf diese Art zur Erkenntnis oder zur Erleuchtung zu kommen. Ein anderer Teil in mir sagt, ich möchte aktiv sein, ich möchte etwas bewegen, ich möchte aus der Vielfalt des Lebens meine Erkenntnisse gewinnen. Dazu gehören Reisen und das Austauschen mit anderen Menschen ebenso, wie das Fithalten meines Körpers. Und ich möchte Theorie mit Praxis vereinen. Eine Welt, in der ich alles so hinnehme, wie es ist, ohne meine Meinung zu äußern, finde ich langweilig.

Doch es geht mir nicht um Kritik oder darum, bestehende Systeme anzuprangern, sondern um Bewegung. Ich finde es legitim, dass jeder das denkt und schreibt, was ihm zu diesem Zeitpunkt richtig und vor allem wichtig erscheint. Was wäre das für eine Welt, wenn alle die gleiche Meinung hätten, die gleiche Sichtweise? Die Welt wäre langweilig. Widerstände und eingefrorene Denkweisen inspirieren mich, noch mehr zu hinterfragen, um mir ein eigenes Bild meiner Realität zu schaffen. So sehe ich es als eine Herausforderung, mich Themen zu stellen, die mich selbst betreffen. Jedes Thema, mit dem ich mich befasse, sehe ich als Baustein zu einem komplexeren Thema. So weiß ich auch, dass jede Veränderung unserer Lebensumstände eine neue Situation erschafft.

Alles ist Energie

Die Welt, in der wir leben, wird belebt durch eine alles durchdringende Energie. Diese Energie ist eine Kraft, die nicht zerstört werden kann, sie kann aber ihren Zustand durch unsere Bewertung und durch unsere Gedanken verändern. Diese Energie ist nicht sichtbar, aber fühlbar und erfahrbar. Ich spreche von der Lebensenergie.

Ich habe ein ausgeprägtes, sensibles Nervensystem, das die Fähigkeit hat, mit anderen Systemen zu kommunizieren und Energie wahrzunehmen. Diese Fähigkeit bezieht sich nicht nur auf lebende Organismen, sondern auch auf für uns tote Materie (Gegenstände). So ist die Erkenntnis, dass alles Energie ist, für mich ausschlaggebend. »Alles ist Energie« heißt, dass auch in scheinbar toter Materie Energie vorhanden ist.

Diese Lebensenergie zu ignorieren, sie zu verschweigen, sie zu blockieren, ist der Grund für das Ungleichgewicht auf diesem Planeten. Dieses Ungleichgewicht wirkt sich aus im Körper, in der Natur, zwischen den Menschen. Es wird alles getan, um uns Menschen von dieser Lebensenergie zu isolieren. Wir in der westlichen Welt sind Vor-sich-Dahindämmernde und sehen nicht, dass die Erde ein Gesamtorganismus ist, der nur als Einheit gut funktioniert.

Mit einem Bewusstsein der Getrenntheit und der Ausgrenzung können wir keine Harmonie in unserem Körper, in Politik, Wirtschaft, Medizin, Religion erwirken. Den Ausweg aus diesem Zustand der Einengung und Begrenzung kann man nicht von den herrschenden Systemen erwarten, die uns dahin gebracht haben – weil wir es zugelassen haben – sondern jeder Einzelne ist aufgerufen, zu denken und Bestehendes zu hinterfragen. Nur durch Selbsterkenntnis des Einzelnen gibt es eine Möglichkeit, den herrschenden Machtsystemen einen Impuls zur Veränderung zu geben. Wenn der Einzelne kritische Fragen stellt und auch mit Nachdruck seine Meinung vertritt, dann werden die Systeme reagieren. Sich nur auf das zu verlassen, was sogenannte Experten und Kapazitäten behaupten, ist eine Beschränkung des eigenen Potenzials, die dazu führt, dass wir die Schuld immer bei jemand anderem suchen. Das ist der einfachste Weg. Sich den jeweiligen Situationen zu stellen, Eigenverantwortung zu übernehmen, ist der erste Schritt zur Veränderung.

So habe ich für mich – was meine Gesundheit betrifft – entschieden, dass ich nicht bereit bin, ein Medikament einzunehmen, das mir Experten verschrieben haben, ohne die Ursache meiner Beschwerden zu eruieren.

Ich bin nicht bereit, an Experten zu glauben, die meinen Körper anhand von Bildern interpretieren und dann auf meinen Gesundheitszustand schließen, ohne mich als Menschen, der ich bin, wahrzunehmen.

Ich bin nicht bereit zu glauben, dass ich ein Einheitsmodell bin – wie die übrigen sechs Milliarden Menschen.

Ich bin nicht bereit zu glauben, dass ich die gleichen Gedanken, Gefühle, Emotionen habe wie meine Mitmenschen. Wenn das so wäre, könnte ich mir auch vorstellen, dass wir alle gleiche Einheitswerte, alle gleiche Normwerte (Blutdruck, Zucker, Cholesterin und so weiter) haben. Nachdem das aber nicht so ist, stelle ich in Frage, was Experten als Norm vorgeben.

Ich bin nicht bereit zu glauben, dass mein Gesundheitszustand besser wird, wenn ich etwas in meinen Körper, der idealerweise ein

»Biotop« sein sollte, hineinwerfe, das nicht natürlich ist und daher auch nicht meiner eigenen Natur entspricht.

Ich bin nicht bereit zu glauben, dass ich eine Maschine bin, deren Teile getrennt voneinander funktionieren und beliebig austauschbar sind.

Ich bin nicht bereit zu glauben, dass Betäuben, Vergiften, Verschrauben, Vernageln, Versteifen, Herausschneiden, Amputieren die einzigen Möglichkeiten sind, einem Menschen zu helfen, einen gesunden Körper zu bekommen und zu erhalten.

Ich bin nicht bereit zu glauben, dass sich Heilung nur auf den Körper bezieht.

Ich bin nicht bereit zu glauben, dass es unheilbare Menschen gibt.

Ich bin nicht bereit, vorgefasste Meinungen einfach kritiklos anzunehmen, nur weil die Mehrheit der Menschen sie annimmt.

Ich kann und darf eine Meinung und eigene Erkenntnisse haben. Diesen Erkenntnissen können weitere folgen. Darum bin ich bereit, immer wieder das Erkannte neu zu hinterfragen.

Denn alle Erkenntnisse sind so lange meine Wahrheit, bis ich zu einer neuen Erkenntnis komme.

Das mechanistische Weltbild

Das Bestreben der Urvölker aller Kontinente unserer Welt war, das Leben in Einklang zu bringen mit den großen Naturkräften und den geistigen Mächten, die sie spürten. Sie wollten die Natur verstehen, nicht kontrollieren und beherrschen. Die Welt, an die die Menschen vor der wissenschaftlichen Revolution glaubten, war lebendig, in ständiger Bewegung und Veränderung. Alles war mit allem verbunden.

Das alles begann sich im 16. Jahrhundert radikal zu verändern. Der Astronom Nikolaus Kopernikus entdeckte aus Beobachtungen des Himmels unter anderem, dass sich die Erde um die Sonne dreht und nicht umgekehrt. Er verfasste sein Buch »Die Bewegungen der Himmelskörper«.

Kopernikus wusste, dass viele Gelehrte, besonders aber die Kirche, sich dagegenstellen würden. Deshalb veröffentlichte Kopernikus seine Entdeckung erst kurz vor seinem Tod 1543. Die Kirche verhielt sich erwartungsgemäß und verbat diese Schriften. Sie setzte das Werk auf ihren »Index« der verbotenen Bücher. Da Galileo Galilei, der berühmte Mathematiker, Physiker und Astronom, die Aussagen von Kopernikus unterstützte, musste er sich zwar der Inquisition stellen, wurde aber für den Rest seines Lebens nur unter Hausarrest gestellt. Ein zweiter Unterstützer dieser Theorie, Giordano Bruno, kam nicht so gut davon. Er endete als Ketzer auf dem Scheiterhaufen.

Dank Galileis Entdeckungen und wissenschaftlichen Experimenten war das Wissen nicht mehr länger der Priesterschaft vorbehalten, beruhte nicht mehr auf alten Autoritäten und Hierarchien der Kirche.

Im 17. Jahrhundert wurde dann die endgültige Trennung zwischen Wissenschaft und Religion vollzogen. Der französische Philosoph und Mathematiker René Descartes sagte: »Im Körper ist nichts, was zum Geist gehört, und im Geist nichts, was zum Körper gehört.« Für ihn war die Natur eine Maschine, die nach mathematischen Gesetzen funktioniert. Auch alle Körperfunktionen ließen sich mit diesem mechanischen Modell erklären, für ihn war auch der Körper eine Maschine. Wie wir wissen, hat diese Trennung zu unzähligen Problemen geführt.

Wenn wir heute von einem mechanistischen Weltbild sprechen, so verbinden wir diesen Ausdruck am häufigsten mit Sir Isaac Newton. Auch er betrachtete wie Descartes die Welt als Maschine im dreidimensionalen Raum, zog daraus Schlüsse und mathematische Beweise, sodass Wissenschaftler weltweit über Jahrhunderte davon überzeugt waren, dass sie die Abläufe der Natur genau beschreiben. Diesen mechanistischen Ansatz übertrug man bald auf alle Wissenschaften: Astronomie, Chemie, Biologie und so weiter.

So revolutionär Kopernikus, Descartes, Newton und andere Wissenschaftler dieser Zeit auch waren, sie hinterfragten nicht die Religion. Sie glaubten an Gott als den Schöpfer des Universums.

Erst viel später stellten die neuen Generationen von Wissenschaftlern fest, dass sie auch diesen Gott und die Spiritualität nicht mehr brauchten. Sie verkündeten und verkünden heute noch, dass alles Unsichtbare und Nicht-Messbare nicht vorhanden und reine Täuschung sei.

Nach diesem mechanistischen Weltbild nach Isaac Newton – das auch die Basis der westlichen Schulmedizin bildet – ist der Körper reine Materie. Bei Krankheiten wird der Körper in seinen Teilen behandelt, der Mensch mit all seinen Gefühlen und Emotionen wird nicht gesehen. Diese mechanistische Sichtweise hat sich durch mehr als zwei Jahrhunderte im Denken festgesetzt. Wenn wir davon ausgehen, dass wir durch unser Denken Realität erschaffen, ist es ganz offensichtlich, dass ein Großteil der Menschheit sich selbst nur als Körper betrachtet und den Körper aus verschiedenen Teilen bestehend sieht, die beliebig durch Ersatzteile ausgetauscht werden können. So wird dieses Gedankengut zur Realität. **Wir sind Mitschöpfer!**

Seit Tausenden von Jahren durchwandert der Mensch verschiedene Bewusstseinsebenen und kann jeweils nur das wahrnehmen, was seiner Bewusstseinsebene entspricht. Wir als dreidimensionale Menschen können nur das wahrnehmen, was unser dreidimensionales Denken zulässt. So ist es auch zu verstehen, dass wir von unserem technischen Fortschritt so begeistert sind, dass wir die geistigen Ebenen nicht wahrnehmen und oft auch nicht zulassen können. Es scheint auch viel einfacher, einen Körper mechanisch wieder in Ordnung zu bringen, als sich mit einem dazwischenfunkenden Geist befassen zu müssen. Oft wird etwas als »Wunder« oder »Wunderheilung« bezeichnet, das man lediglich noch nicht erklären kann, weil unsere geistigen Kräfte es noch nicht erkennen. Doch es gibt immer mehr Menschen, die den Zugang zu den unbegrenzten Ebenen des Geistes finden und dadurch andere Menschen inspirieren.

Viele denken jetzt sicher, wenn das so ist, warum werden diese Kräfte nicht vermehrt eingesetzt? Warum dauern Verletzungen bei manchen Menschen sehr lange, bis sie ausheilen? Man könnte sagen, es liegt an der Schwere der Verletzung. Aber das stimmt nicht. Manche Menschen haben ähnliche Verletzungen, ähnliche Operationen und doch geht der Heilungsprozess bei dem einen schneller voran als beim anderen. Nach meinen Erfahrungen haben ähnliche Verletzungen oder Krankheiten eben verschiedene Ursachen. Ich habe für mich die Erkenntis gewonnen, dass hinter all unseren Krankheiten und Verletzungen ein emotionaler, mentaler Hintergrund steckt. Dieses Ereignis kann kurz vor Eintreten der Krankheit bzw. Verletzung passiert sein. Es kann aber auch Monate oder Jahre zurückliegen und durch eine ähnliche Situation neu entfacht werden. Dadurch kommt der Mensch in ein energetisches Ungleichgewicht und wird anfällig für Krankheiten und Verletzungen.

Da ich mich nun schon jahrelang intensiv mit den Menschen und ihren Gefühlen, Erwartungen und Enttäuschungen befasse, weiß ich, dass Teile unseres körperlichen Energiesystems mit bestimmten Emotionen in Zusammenhang stehen. Lebendige Wesen wie der Mensch sind im Grunde instabile Systeme. Ihre scheinbare Stabilität erhalten sie durch ein dynamisches, ständiges Ausbalancieren ihrer Körperenergie. Unser rationales, derzeit erforschtes Gehirn speichert Informationen und hält sie fest. Unsere nicht erforschte unbekannte Seite – unser wahres Ich – nimmt Informationen auf, der jeweilige Zustand wird erfasst, aber nicht analysiert. Diese weitgehend unbekannte Seite ist nicht den Naturgesetzen unterworfen. Durch das Aktivieren unserer unbekannten Seite entsteht ein erweitertes Bewusstsein, das jede Situation so annimmt, wie sie im Augenblick ist. Dadurch kann Energie fließen, sie folgt der jeweiligen Situation. Im Falle des Zweifels wird sich der Zweifel durchsetzen, im Falle der Angst wird sich die Angst durchsetzen, im Falle des Annehmens wird sich die Liebe durchsetzen, da es die Liebe ist, die nicht analysiert. Durch dieses Annehmen der jeweiligen Situation wird der Weg zur Liebe frei. Die Liebe ist dein Wesenskern.

Schulmedizinische und energetische Behandlung

Ich schätze und bewundere die vielen Ärzte, die sich aufopfernd um ihre Patienten bemühen, vor allem in der Akut- und Notfallmedizin. Ohne ihre rasche Hilfe wären viele Unfallopfer oder auch Menschen mit akutem Organversagen dem Tod geweiht. Auch die Zahnärzte leisten Großartiges, ebenso die Plastische Chirurgie bei Unfallopfern.

Dennoch hat die klassische Medizin auch Nachteile:

Sie sieht Krankheiten als lokale Defekte in einem physikalischen, chemischen Mechanismus, die durch äußere Einwirkungen oder innere Störungen verursacht wurden. Diese Prozesse und Krankheiten werden korrigiert, bekämpft, vielleicht ausgemerzt. Es werden Feldzüge gegen Krankheiten geführt. Es wird alleine das Symptom gesehen und mit Medikamenten, Operationen, Bestrahlungen und/oder Chemotherapie versucht, es zu beseitigen.

Die Macht des Geistes über den Körper und die starken Selbstheilungskräfte werden kaum einbezogen. Die Selbstheilung wird ständig durch Medikamente unterdrückt, die den Körper zur Untätigkeit verurteilen und ihm die Möglichkeit nehmen, sein eigenes Potenzial zu entfalten und sich selbst zu regulieren. Dieses geniale Meisterwerk Mensch ist mit dem besten Abwehrsystem, mit dem besten Reparatursystem ausgestattet. Es gilt nicht, die eigene Natur zu bekämpfen, zu regulieren, sondern die Natur zu verstehen.

Der Körper wird allzu oft in seine Einzelteile zerlegt und jeder Teil extra behandelt, repariert oder ausgetauscht. Es mangelt der klassischen Medizin an der Verbindung von Körper – Gefühlen – Gedanken – Intuition. Der Körper wird nicht als Einheit gesehen.

Die klassische Medizin gebraucht das Wort »Heilung« und meint damit Symptombehandlung.

Das System, in dem der Erkrankte eingebunden ist, wird zu wenig in die Behandlung einbezogen.

Wenn zum Beispiel ein Kind an Krebs erkrankt, müsste die ganze Familiensituation in die Therapie miteinbezogen werden. Sehr oft ist es ja ein Hilferuf des Kindes nach Zuwendung oder das Kind spürt die Hilferufe der Mutter, des Vaters.

Dazu ein Beispiel aus meiner Praxis: Bei einem etwa achtzehn Monate alten Kind hatte der Arzt Neurodermitis diagnostiziert. Alle bisher eingesetzten Medikamente brachten keine Linderung oder Heilung. Das Kind litt, weinte und kratzte sich, bis es blutete. Die Mutter kam mit dem Kind zu mir und schilderte mir ihre schwierige Familiensituation. Das Kind saß etwas abseits von uns auf dem Boden und spielte. Aber jedes Mal, wenn wir auf bestimmte Themen zu sprechen kamen, fing es an zu weinen. Es konnte die Emotionen der Mutter spüren. Die Mutter erkannte, was sie an ihrer derzeitigen Situation ändern musste. Nach diesem Besuch dauerte es nur mehr wenige Tage, bis die Neurodermitis verschwand. Die Heilung beim Kind war über die Mutter passiert.

Energetische, geistige Behandlung sieht ihre Aufgabe nicht im Bekämpfen von Symptomen, sondern im Erkennen von Ursachen. Dabei wird die Aufmerksamkeit nicht auf einen bestimmten Körperteil oder auf ein Organ, sondern auf den ganzen Körper – den ganzen Menschen – gelegt, aber auch auf sein Umfeld und das System, in das er eingebettet ist.

Nachdem der Mensch kein technisch-mechanisches Gefüge, sondern ein lebender Organismus ist, hat er die Fähigkeit, sich selbst zu regulieren und sich selbst zu heilen.

Wahre Heilung – nicht Symptombekämpfung – kommt niemals von außen, sondern entwickelt sich aus unserem Innersten und hat mit Erkenntnis und Bewusstseinserweiterung zu tun. Heilung spielt sich nicht nur auf der Körperebene, sondern auch auf der seelischen, geistigen und spirituellen Ebene ab. Von außen können nur Impulse gegeben oder Symptome beseitigt werden.

Im Menschen nur den Körper zu sehen, ihn nach seinem Röntgenbild, nach seinen Werten zu diagnostizieren, ist damit vergleichbar, ein Buch nur nach Papier, Form der Buchstaben und nach der Druckerschwärze zu beurteilen. So wie es beim Buch um den Inhalt geht, um die Information, die mir dieses Buch gibt, so geht es auch beim Menschen um Informationen, die gespeichert sind. Das macht uns Menschen aus. So wie das Buch als Informationsträger dient, so ist auch der Körper Informationsträger unserer Gefühle, Gedanken, Emotionen, unserer Erlebnisse, unserer Erfahrungen, unserer Glaubenssätze. Wir brauchen den Informationsträger Körper als Verbindung zu unserer Seele und zu den höheren Bewusstseinsebenen des Geistes.

Heilt die Medizin oder heilt sich der Mensch selbst?

Bevor wir von Heilung sprechen, sollten wir erst einmal klar definieren, was Heilung ist. Heilung hat nicht allein mit unserem Körper zu tun, sondern mit unseren Gedanken, Gefühlen, mit unserem Umfeld, mit unseren Beziehungen, mit Beruf und Familie. Wenn wir Gesundheit nur auf den Körper beziehen, wenn immer neue Diagnoseapparate entwickelt werden, wenn wir neue Operationsmethoden immer als Fortschritt sehen, haben wir uns im Weltbild des Materialismus – im mechanistischen Weltbild – einbetoniert. Dieses Denken sieht nicht den Menschen, sondern den Körper mit seinen Bestandteilen im Mittelpunkt. Dieser Körper wird analysiert, zerlegt und es gibt Spezialisten und Experten für die einzelnen Bestandteile. Das ist nicht nur eine einseitige Betrachtung, das ist eine Ignoranz der gesamten Schöpfung. Die gesamte Schöpfung, die Natur mit allen Lebensformen ist etwas Lebendiges, etwas Ganzheitliches. Wenn ein Teil der Natur nicht geachtet wird, so wird die gesamte Natur missachtet. Das Gleiche kann man auf den Menschen übertragen. Der Mensch ist ein Teil der Natur, ein lebendiger Organismus, in seiner Art etwas Einmaliges, jede Zelle ist mit jeder Zelle verbunden, jedes Organ mit jedem Organ, nichts ist getrennt zu betrachten.

Dabei ist jeder Mensch ein Unikat für sich und reagiert auch unterschiedlich auf krankmachende, aber auch auf therapeutische

Reize. Den Menschen nur als Maschine zu betrachten, bei der einzelne Teile, wenn sie nicht mehr funktionieren, ausgewechselt werden, setzt eine Unkenntnis des lebenden Organismus voraus. Sobald die Menschheit sich von diesem einseitigen Denken löst, können neue Wege, neue Therapien, kann ein neues Bewusstsein entstehen.

Wer Hilfe braucht, um seine Selbstheilungskräfte zu aktivieren, wird den treffen, der ihm den Zugang zur eigenen Seele eröffnet.

Wenn aber jemand von einem mechanistischen Weltbild geprägt ist und dieses nicht loslassen kann, sollte er auch bei den chemischen Hilfsmitteln und bei den herkömmlichen Operationsmethoden bleiben. Durch sein materialistisch, mechanistisch ausgerichtetes Bewusstsein würde er in einem fortgeschrittenen Krankheitsstadium ein zu großes Risiko eingehen, da sein Bewusstsein eine geistige Heilung nicht zulassen würde.

Wie komme ich zu diesem Gedankengut?

Bevor ich mich intensiv und ausschließlich mit den Themen Energie- und Bewusstseinsarbeit beschäftigte, war ich Jahrzehnte in einem Industriebetrieb in der Produkt-Gestaltung tätig. Jahrelange Umstrukturierungen und strategische Neuausrichtungen führten schließlich doch zum Konkurs dieses Unternehmens. Es begann für mich eine schlimme Zeit des Selbstmitleids – auch deshalb, weil die Firma nach einigen Monaten in kleinem Umfang ohne mich weitergeführt wurde. In diesen Monaten des Selbstmitleids machte ich alle Phasen durch – Nicht-Glauben-Wollen, Rebellion und Aktivierung von Netzwerken, bis ich schließlich in die Phase kam, in der ich es einfach akzeptieren konnte. Dann endlich war ich fähig, wieder Vertrauen in mich selbst zu entwickeln. Ich begann zu überlegen und zu suchen. Was wollte ich wirklich tun? Was könnte mir

Freude machen? Und was war auch realistisch? Aufgrund meines Alters – ich war damals 51 – waren die Möglichkeiten scheinbar begrenzt.

Aber ich wusste, ich wollte etwas völlig Neues tun – ich fühlte, die Zeit war reif dazu. Ich entschloss mich nach sorgsamer Überlegung, die Ausbildung zum Heilmasseur zu machen, mit diversen Zusatzausbildungen wie Akupunkturmassage, Bindegewebsmassage und so weiter.

Bei meiner Ausbildung war ich mit Abstand der Älteste in der Klasse. Aber gerade aus diesem Grund erfuhr ich sehr viel Zuspruch – von meinen Mitschülern und vor allem von meinem Lehrer. Eine kleine Anekdote am Rande: Mein Lehrer – der schon in einem sehr reifen Alter war – holte mich als Demonstrationsobjekt vor die Klasse und wollte zeigen, wie die Beweglichkeit der Gelenke in fortgeschrittenem Alter eingeschränkt ist. Leider – oder Gott sei Dank – war ich als Demonstrationsobjekt ungeeignet. Ich war laut meinem Lehrer für mein Alter erstaunlich fit und er relativierte seine diesbezügliche Aussage. Das war – im Nachhinein betrachtet – bereits der erste Fingerzeig zu meiner jetzigen Erkenntnis, dass die Beweglichkeit nicht durch das Alter eingeschränkt wird, sondern dass viele andere Faktoren dazu führen.

Im Anschluss an diese Ausbildung arbeitete ich in einem Reha-Zentrum als Heilmasseur-Praktikant. Mein ganzes Bestreben war, meine Arbeit zur Zufriedenheit der Patienten zu machen. Es haben mich vor allem die Leiden der oft sehr jungen Menschen tief berührt und ich fühlte mit ihnen eine tiefe Verbundenheit. Vor allem, wenn die ärztliche Diagnose lautete: »Es gibt keine wirkliche Heilung, nur eine Linderung.« Dagegen sträubte sich schon damals alles in mir.

Eines Tages passierte dann etwas für mich Unbegreifliches. Ich war dabei, einen Patienten nach der erlernten Methode zu massieren. Plötzlich hatte ich das Gefühl, nicht mehr Herr über meine Bewegungen zu sein. Ich massierte den Patienten in einer völlig anderen Art und Weise, als ich es jemals gelernt hatte. Und vor allem wurde ich von einer Kraft geführt, die ich bis zu diesem Zeitpunkt nicht kannte. Ströme durchflossen meinen Körper – heute weiß ich, dass es Energieströme waren. Es entstand eine intensive Verbindung zu meinem Patienten – es war ein Wechselspiel unserer Emotionen. Das Ergebnis war schließlich, dass bei vielen Patienten, die ich massierte, eine wesentliche Besserung eintrat. Durch diese anhaltenden Erfolge passte ich plötzlich nicht mehr in das »System«, ich wurde von leitender Stelle aufgefordert, bei der klassischen Massage zu bleiben. Auch meine Kollegen waren mir gegenüber nun distanzierter, da viele Patienten ausschließlich von mir, dem »Praktikanten«, massiert werden wollten. Ich zog daraus die Konsequenz und wusste, eine weitere Veränderung war notwendig. Ich verließ das Reha-Zentrum. Ich passte nicht mehr in dieses System – es entsprach auch nicht mehr meinen Erkenntnissen.

Ein besonderer Fall aus dem Reha-Zentrum ist mir in guter Erinnerung:

Ich massierte einen etwa 20-jährigen Burschen. Er hatte einen Autounfall gehabt und war einige Male an Beinen und Hüfte operiert worden. Er war schon mehrmals auf Kur gewesen und konnte nur mit Krücken gehen. Ich spürte, dass sein Energiesystem vollkommen blockiert war. Es war aber nicht nur sein Körper, sondern es war die emotionale Verarbeitung des Unfalles, die den Heilungsprozess blockierte. Ich verließ mich bei den Behandlungen ganz auf meine Intuition. Und das Ergebnis war einfach schön. Er konnte wieder ohne Krücken und ohne Schmerzen gehen. Solche Ergebnisse, die immer wieder passierten, beflügelten mich und erweckten immer mehr mein Interesse, hinter die Geheimnisse des Menschen und seiner Einzigartigkeit zu kommen.

Die Zeit, die nun folgte, war hauptsächlich eine Zeit des Loslassens und eine »Zeit des Spürens«. Ich ließ die Strukturen des Reha-Zentrums hinter mir und wagte mich in die Selbstständigkeit. Zu dieser Zeit begann ich auch, Energien in der Natur zu spüren. Ich konnte fühlen, wo Wasseradern oder Plätze mit besonders konzentrierter Energie waren. Es begann auch eine Zeit des Forschens. Ich reiste zu vielen Kraftplätzen der Erde: nach Australien, Peru, Brasilien, Israel, Ägypten, Indien, Thailand, USA, Kanada, Neuseeland, zu Kraftplätzen in der Südsee und zu den verschiedensten Energieplätzen in Europa. Auf einem dieser europäischen Energieplätze ist übrigens auch dieses Buch entstanden.

Diese Eindrücke, Erkenntnisse und vor allem das Spüren machten mich immer mehr mit dem Thema Energie vertraut, machten mich immer sensibler. Ich fühlte eine Kraft in mir, aber ich spürte auch, dass es eine Kraft gab, die dieser Kraft entgegenwirkte – eine Kraft, die mich in meinen alten Denkmustern halten wollte. Zu diesen alten Denkmustern gehörte der Glaube, dass es nur eine Wahrheit gibt, gehörte die Suche nach Schuldigen, das Nichtübernehmen von Selbstverantwortung und vor allem, nur seine eigene Sichtweise als richtig anzusehen.

Langsam gelang es mir aber zu erkennen, dass diese zwei Kräfte, die scheinbar gegeneinander wirken, eine einzige Kraft sind, die in allem enthalten ist. Aus dieser Erkenntnis heraus begann ich mich intensiv mit dem Thema Energie und Bewusstseinserweiterung zu beschäftigen. Das war auch der Beginn meiner jetzigen Arbeit.

Energiearbeit und geistiges Heilen

Energiewahrnehmung geht auf die früheste menschliche Geschichte zurück: Es ist das Spüren seiner Körperempfindungen, seiner Umgebung, seiner Mitmenschen, aber auch das Spüren körperloser Wesenheiten und besonders starker Energieplätze sowie Erdstrahlen und Wasseradern.

Ein energetisches Regulationsprinzip ist für Krankheit und Gesundheit verantwortlich. Es ist dem Gesamtorganismus übergeordnet und bindet ihn in kosmische und die uns umgebenden Prozesse ein. Nicht der Arzt oder Therapeut heilt, sondern die Natur selbst tut es, der Arzt oder Therapeut aktiviert lediglich die Selbstheilung.

Energiearbeit ist eine ganzheitliche Behandlungsform von Krankheitssymptomen, gleichgültig ob es Verletzungen, akute oder chronische Krankheiten sind. Energiearbeit umfasst den ganzen Körper, der eine Einheit ist, aber auch die emotionale, mentale, spirituelle Verfassung des Menschen. Ich spreche von energetischem-geistigem-spirituellem Heilen, von energetischer Aktivierung. Diese Art der Behandlung ist keine »Methode«, denn eine Methode ist immer eine Begrenzung. Sobald ich mich einer Methode unterwerfe, bin ich eingeschränkt und würde jeden Menschen mit gleichen Symptomen auf die gleiche Art und Weise therapieren. Da aber jeder Mensch für sich ein eigenständiges Wesen ist, kann man davon ausgehen, dass jedes Krankheitsbild – obwohl äußerlich ähnlich – eine andere Ursache hat.

Energetisches-geistiges-spirituelles Heilen schöpft nicht aus einem erlernten, erworbenen Wissen, sondern aus einem geistigen, intuitiven Wissen, aus einer Quelle, die jenseits unserer Ratio – unseres Verstandes – liegt. Es ist das Urwissen, welches in jedem Menschen vorhanden ist, jedoch verschüttet wurde. Durch das Öffnen des Herzens öffnen sich neue Kanäle zu einem Wissen, das jenseits unserer Vorstellungskraft liegt. Wissen, welches unbegrenzt ist und uns ermöglicht, neue Wege in Wissenschaft, Technik, aber auch in den Religionen zu gehen. Keine Macht der Welt kann Wissen zurückhalten, wenn der einzelne Mensch seine eigene Kraft erkennt, ausstrahlt und dieser ohne Angst vertraut. Es ist der Beginn eines neuen Zeitalters.

Geistiges Heilen heißt, dass sich der Mensch in seinem Innersten selbst begegnet. Er begegnet seinem eigenen Selbst. Wie kann man sich selbst begegnen?

Das eigene Selbst ist das bewusste Leben der inneren Welt. Diese Welt hat nichts mit äußeren Einflüssen zu tun. Sie ist die gedankliche Zentrierung auf die Einheit. Die Einheit ist das Kosmische, Pulsierende, Schöpferische, das alles enthält.

Um die Einheit zu verstehen, löst sich der Mensch von dualistischen Regeln, die versuchen, ihn in der Welt der äußeren Erscheinungsformen und Gebote festzuhalten. Jetzt, im Zeitalter des Lichtes, ist das Trennende, Ausgrenzende dabei, sich dem Licht zu zeigen. Weil das Licht – die Erkenntnis – nichts ausschließt, erlebt sich der Mensch selbst als Licht. Durch die Zentrierung und Verbindung mit seinem Innersten kann der Mensch neue Ideen entwickeln, die aus dem Bewusstsein der Einheit geboren werden.

Geistiges Heilen kann man nicht verstehen, solange sich die Ursachenforschung auf die physische Welt beschränkt. Geistiges Heilen gehört zu einer anderen Dimension. Diese Dimension durchdringt Raum und Zeit. So sind auch Spontanheilungen zu erklären. Die Zeit ist nicht existent.

All die Heilungen, die geschehen, ob sie spontan oder langsam passieren, sind nicht durch die Kunst des Arztes oder Heilers passiert, sondern durch ein Zusammenspiel von verschiedenen Faktoren, welche nicht nur mit der physischen Welt zu tun haben, sondern ihren Ursprung in der geistigen Welt haben.

Auf der geistigen Ebene sind wir unbegrenzt. Durch das Zusammenspiel von Körper und Geist wird der Körper durch den Geist beeinflusst. Der Körper reagiert auf die Signale des Geistes.

Das Erforschen der Gesundheit

Krankheit entsteht durch das Herausfallen des Menschen aus der natürlichen Ordnung durch unseren freien Willen. Die Gesundheit ist in uns, nur entfernen wir uns immer wieder von dieser Erkenntnis.

Grundvoraussetzung für Gesundheit ist die Verbindung zum Geistigen, Liebe und Mitgefühl zu allen Wesen – ohne auf seinem eigenen Standpunkt zu verharren. Dazu gehört auch alles loszulassen, das uns hindert, zu unserer eigenen Stärke zu finden. Die Kräfte des Universums stehen uns allen zur Verfügung. Aber sie für uns nutzbar zu machen ist unser Streben.

Das Leben und die Gesundheit zu erforschen bringt uns weiter, nicht das primäre Erforschen von Krankheiten.

Viele Möglichkeiten öffnen sich uns erst durch diese Denkweise. Krankheiten zu bekämpfen, neue Kampfmittel einzusetzen ist ein alter Hut. Das können wir vergessen. Das Leben ist ein ständiges Wechselspiel. Damit man in diesem Spiel erfolgreich sein kann, ist es notwendig, viele Spielzüge zu kennen.

Die erste Frage, die wir uns stellen sollten, ist »Was hält uns gesund?« und da ist es ganz wichtig, auch die scheinbar selbstverständlichen Dinge einzubeziehen wie unser emotionales Umfeld. Beginnen wir bei unserem Lebensstil. Führen wir das Leben, das unseren Vorstellungen entspricht? Wie weit kann ich meinen eigenen Lebensstil leben? Bin ich bereit etwas zu verändern? Ist mein derzeitiger Wirkungsbereich erfüllend für mich? Habe ich die Wohnung, die mir entspricht, den idealen Partner, die richtigen Freunde? Diese Liste ließe sich unendlich fortsetzen. Aber die wichtigste Frage dahinter ist: »Bringe ich diese Dinge in Zusammenhang mit meiner Gesundheit?«

Ich frage mich, warum beschäftigen sich so viele Menschen und auch Wissenschaftler mit der Krankheit und geben dadurch der Krankheit schon durch das Erforschen und das Ergründen immer mehr Energie. Wer sich intensiv mit dem Leben und der Lebensenergie beschäftigt, weiß, dass Energie dorthin fließt, wo wir unsere Aufmerksamkeit hinlenken. Folgen wir diesem Prinzip, so sollten wir der Erforschung der Gesundheit unsere Energie und Schöpferkraft schenken.

Es werden Milliarden an Forschungsgeldern und Spenden für das Erforschen von Krankheiten ausgegeben, natürlich im guten Glauben, dass die Krankheiten irgendwann besiegt werden. Doch all diese Anstrengungen, eine keimfreie Welt zu erschaffen, führen dazu, dass immer neue unbekannte Krankheiten entstehen, weil durch das Bekämpfen einer Krankheit ein neuer Boden geschaffen wird, auf dem neue Krankheiten entstehen.

Neues Denken heißt für mich, der Gesundheit mehr Aufmerksamkeit zu schenken und die Geheimnisse der Gesundheit zu erforschen. In den Medien und wissenschaftlichen Veröffentlichungen wird immer wieder über neue Medikamente, neue Diagnosegeräte und neue Operationsmethoden berichtet. Ich stelle mir die Frage: »Will ich neue Medikamente?« Ich entscheide für mich, ich will eine stabile Gesundheit. »Will ich bessere Diagnosegeräte?« Ich entscheide für mich, ich will ein starkes Immunsystem. Mit diesen zwei Sätzen ist alles gesagt. Ich vertraue mir selbst.

Warum ist die Welt so, wie sie ist?

Alles, was ist, was du siehst, ist Schöpfung. Wir sind ständig dabei, etwas zu erschaffen. Durch unsere gedanklichen Manifestationen – ob bewusst gedacht oder unbewusst erschaffen – entsteht unsere Realität. Diese gedanklichen Schöpfungen haben Auswirkungen auf uns selbst, auf den Körper, auf die Psyche, auf unser näheres Umfeld, aber auch auf das kollektive Bewusstsein der gesamten Menschheit.

Die zerstörerischen globalen Auswirkungen der bisher gedachten Schöpfungen sind nicht mehr zu übersehen. Es scheint so, dass der Mensch trotz Fortschritt, trotz technischer Errungenschaften dabei ist, sich systematisch selbst zu zerstören. Aber es gibt auch überall auf der Welt Anzeichen, dass die Menschheit beginnt, andere Sichtweisen zu entwickeln und anders zu denken. Nicht die Mächtigen dieser Welt, die Regierenden, die Weltverschwörer, die Illuminate, die Geheimbünde, die Kriegsbefürworter, die Ausbeuter, die Religionen sind alleine verantwortlich für die Welt, wie sie sich uns zeigt, sondern jeder Einzelne trägt mit seinem Denken und Tun dazu bei, dass die Welt so ist, wie sie ist.

Trotz des Bildes, das wir derzeit von der Welt haben, sehe ich einen Silberstreifen am Horizont. Das Bild einer neuen Menschheit und einer neuen Erde, einer Menschheit, die erkennt, dass es nicht mehr darum geht, Schuldige zu suchen, sie zu bekämpfen, sie mundtot zu machen, sondern dass jeder in seinem Wirkungskreis versucht, eine neue Welt zu erschaffen, wo jeder Einzelne wichtig ist und seine eigene Wichtigkeit auch erkennt. Die vergangenen

Jahrtausende waren geprägt durch kriegerische Auseinandersetzungen, die ihren Ursprung immer im Einzelnen selbst hatten. Mit einem Tropfen Gift kann viel zerstört werden, mit einem Tropfen Liebe kann viel erneuert werden.

Meine Vision eines ganzheitlichen Menschen

Ich trage in mir die Vision eines Menschen, der sich nicht zwingen lässt, jemand anderer als er selbst zu sein, der keinen Ideen folgt, die man ihm vorgibt, sondern die Freiheit lebt, sein eigenes Potenzial zu erkennen und zu verwirklichen, er selbst zu sein.

Den Menschen aufgezwungene Religionen und Dogmen wirken unterdrückend, sie beruhen auf Angst, Habgier, Ehrgeiz, auf Macht über andere. Darum sind wir in all diesen Jahrtausenden ständig von einem Machtkampf in den nächsten gegangen. Wir rüsten nach tausenden Kriegen immer wieder und immer noch für den nächsten Krieg. Gleichgültig, ob es ein Krieg gegen Andersdenkende, gegen Krankheiten, Viren oder Bakterien ist. Und wenn ein Krieg beendet ist, sucht man den nächsten Konflikt. Es wird immer wieder ein Vorwand gesucht, um Krieg zu führen. Letztendlich geht es aber immer nur um Profitmaximierung und Macht!

Was kann ich als Einzelner verändern?

Wenn wir fähig sind, unsere innere Stärke zu erkennen, werden wir selbstbewusst und vor allem frei von Angst. Wir handeln eigenverantwortlich und sind dadurch auch nicht mehr so leicht manipulierbar. Das ist die Geburt des neu erwachten Menschen – nicht nach dem Tode, sondern im Hier und Jetzt. Der Erkennende führt keinen Krieg, weder gegen sich selbst noch gegen andere. Nur der Schlafende sucht ein Feindbild, um sich und anderen zu beweisen, wie mächtig und stark er ist, und um seine Schwächen zu verbergen. Alles, was der Schlafende im Außen verkörpert und sucht, das fehlt ihm im Inneren. Der wahrhaft Starke ist frei, handelt eigenverantwortlich und sucht keinen Schuldigen. Der erwachte Mensch ist ohne den Ehrgeiz, mehr und besser sein zu wollen als andere. Er wird keine Erziehung zulassen, die diesen Ehrgeiz erzeugt, denn das ist das Gift, das viele Menschen zu dem macht, was wir in den letzten Jahrtausenden erlebt haben. Der erwachte Mensch wird Fähigkeiten haben, sein Leben in Freude zu leben – nicht in Konkurrenz zu anderen, sondern als Chance für eigenes Wachstum. Dem neuen Menschen wird man keine Hoffnung auf den Himmel machen können, nur damit er dieses Leben opfert, um in den Himmel zu kommen. Dieser Himmel wurde nur erdacht, um Menschen zu manipulieren und um sie abhängig von kirchlichen Institutionen und Machtansprüchen zu machen. Der neue Mensch wird auch keine Angst mehr vor einer Hölle haben, weil er weiß, dass es sie nicht gibt, und weil er weiß, dass er sich den Himmel hier auf Erden erschaffen kann.

Hast du dich befreit von Himmel und Hölle, befreit von Angst, Schuld, Minderwertigkeitsgefühlen, Gier und Macht über andere, wandelt sich dein Leben. Erst wenn du dein Leben genießt, in Liebe und in Frieden mit dir bist und mit allem, was dich umgibt, wird dir das Göttliche, das nicht irgendwo im Himmel, sondern *in dir* ist, bewusst.

Siehst du den Unterschied?

Vor allem im Mittelalter hat man den Menschen als einen möglichen Weg, zu Gott zu gelangen, die Selbstquälerei empfohlen: Quäle dich, quäle deinen Körper. Ich sehe darin nichts Erfreuliches, nichts Bereicherndes für mich. Wieso sollen Krankheit und Kasteiung zum Göttlichen führen? Selbstquälerei führt zu noch mehr Qual. Nur Freude und innere Freiheit führen dich zur Erfahrung des Göttlichen.

Unsere Gesellschaft beruht darauf, dass das Individuum geopfert wird, es werden Menschen in Kriege geschickt. Das Individuum hat für die Gesellschaft zur Verfügung zu stehen. Der neue Mensch wird sämtliche Werte auf den Kopf stellen. Die Gesellschaft ist für das Individuum da, nicht umgekehrt. Die Gesellschaft ist dazu da, dem Individuum zu dienen, damit es sich verwirklichen kann. Wenn das geschieht, wird man von keinem Menschen mehr verlangen können, dass er sich für seine Religion, sein Volk oder für irgendeine Ideologie opfert.

Ich sehe eine Gesellschaft, in der die Religionsvertreter und Politiker das vorleben, von dem sie sprechen, eine Industrie, Wissenschaftler, Ärzte, die für den Menschen arbeiten, die das Wohl des gesamten Planeten als ihr Ziel sehen. Wenn dies geschieht, brauchen wir nicht mehr »gegen etwas zu kämpfen«, sondern »für etwas zu leben«, für unsere wiedergewonnene Freiheit.

Wenn ich immer das tue, was andere auch tun und wenn ich immer das denke, was andere mir vordenken, bin ich nicht ich selbst, sondern ich bin das Produkt der Gesellschaft, der Religion, der Medizin, der Erziehung, der Politik. Ich bin das Produkt der Masse.

Du kannst nur du selbst sein. Eine Eiche wird immer eine Eiche sein, ein Kirschbaum ein Kirschbaum bleiben. Wenn du versuchst, etwas anderes zu sein als du selbst, wirst du niemals deine Bestimmung finden, du kannst auch nicht dein eigenes Potenzial entfalten. Selbst das kleinste Lebewesen hat seine Bestimmung – wie ein Planet oder die Sonne. Das ganze Universum ist eine Einheit, alles wird gebraucht. So bist auch du ein Teil dieser Einheit. Die Evolution lässt sich nicht aufhalten. Evolution heißt Weiterentwicklung. Wenn ich immer denke, was andere schon gedacht haben, werde ich mich nicht weiterentwickeln. Wenn ich aber bewusst erkenne, dass ich selbstständig denken kann, meine eigenen Wahrnehmungen haben darf, meine eigenen Erfahrungen machen darf und aus diesen meinen Erfahrungen meine eigene Wahrheit definieren kann, dann komme ich meiner inneren Wahrheit – meinem göttlichen Kern – näher.

»Wer immer auf ausgetretenen Pfaden anderer wandelt, wird immer nur dorthin gelangen, wo andere schon waren.«

Martin Weber

Meine Arbeit als »Therapeut des Bewusstseins«

Nachdem ich das Reha-Zentrum verlassen hatte, meldete ich das Gewerbe »Energetiker« an. Mir gefiel die Beschreibung dieses Gewerbes, sie lautet »Hilfestellung zur Erreichung einer körperlichen bzw. energetischen Ausgewogenheit«. Ich glaube, besser kann man meine Tätigkeit gar nicht beschreiben und ich danke jenen, die diese Bezeichnung erfunden haben. Denn worum geht es bei unseren Beschwerden? Es geht um ein Ungleichgewicht. Dieses Ungleichgewicht im mentalen, emotionalen, geistigen, spirituellen Bereich ist auch der Grund für alle Krankheiten.

Doch es dauerte eine gewisse Zeit, bis ich das erkannte. Vorerst war ich fasziniert von dem, was ich tat. Die Mundpropaganda funktionierte sehr gut und es kamen viele Menschen mit Problemen des Bewegungsapparates zu mir. Es ist mir immer besonders wichtig, eine Atmosphäre des Vertrauens zu schaffen, bevor ich am Körper arbeite. Das gegenseitige Akzeptieren und Annehmen ist der erste Schritt zur Vertrauensbasis, die Voraussetzung dafür ist, dass Heilung passieren kann.

Viele Menschen, die zu mir kommen, haben schon alles ausprobiert: Schulmedizin, Alternativmedizin, Homöopathie, Operationen und so weiter. Ich bin dann oft derjenige, auf den sie ihre letzte Hoffnung setzen. Das ist oft sehr belastend und ich brauche manchmal sehr lange, bis ich mich von gewissen Behandlungen erhole. Wie ich schon beschrieben habe, fühle ich diese Energieströme und ich sehe »Störfelder« im Lichtkörper. Durch gezielte Aktivierung bestimmter Punkte im Lichtkörper kommt es wieder zum Fließen der Energie und damit hat der Körper die Möglichkeit, sich selbst zu regenerieren. Diese Arbeit am Lichtkörper ist die Aktivierung unseres Urbewusstseins. Wir kommen aus dem Licht, wir sind Licht und gehen zum Licht.

Ich werde oft gefragt, nach welcher Methode ich arbeite. Meine einfache Antwort ist: »Ich lasse mich von meiner Intuition führen und stelle mich bei meinen Behandlungen ganz speziell auf die Schwingung jedes einzelnen Menschen ein, der zu mir kommt.«

Bei meiner Arbeit sieht man nur das, was ich tue, nicht das, was ich fühle. Aber genau das ist es, was meiner Arbeit Ausdruck und Kraft verleiht.

Doch wie ging es weiter? Welche Stationen in meinem Leben waren für mich prägend und erkenntnisreich?

1998 fuhr ich mit meinem örtlichen Tennisverein nach Faak am See in Kärnten auf Tennisurlaub. Ich war viele Jahre ein leidenschaftlicher Tennisspieler, hatte mich damals aber innerlich vom Tennis bereits verabschiedet. Mir war es viel wichtiger, Sportlern mit körperlichen Beschwerden zu helfen – dafür gab es auch ein großes Betätigungsfeld. In unserem Hotel war damals auch eine Schulklasse einer Sportschule aus Schladming auf Sportwoche. Es war am zweiten Urlaubstag, als sich ein Schüler ein Bein brach bzw. einen Bänderriss zuzog. Ich weiß es nicht mehr genau. Außerdem haben mich Diagnosen noch nie sonderlich interessiert (mehr darüber später). Jedenfalls trug der Lehrer den verletzten Schüler mit dem frisch eingegipsten Fuß in den Speisesaal, in dem ich gerade war. Der Lehrer hatte schon einiges über mich und meine Arbeit gehört. Er fragte, ob ich dem Buben helfen könne, sonst müsse er ihn leider nach Hause schicken. Meine Antwort überraschte mich selbst. Ich sagte mit einer inneren Überzeugung JA, allerdings unter der Bedingung, den Gips herunterschneiden zu dürfen. Zu meiner Überraschung waren der Lehrer und der Bub sofort damit einverstanden. Jetzt war noch wichtig, die Zustimmung seines Vaters einzuholen. Der Lehrer rief ihn an und wir bekamen die Erlaubnis. Also stand der Behandlung nichts mehr im Wege. Der Bub war unglaublich offen, ohne die geringste Angst, aber auch seine Klassenkameraden sahen aufmerksam zu. Natürlich machten sie dabei ihre Späße, so etwas hatten sie ja noch nie gesehen. Ich schnappte Wörter auf wie »Abrakadabra – der Fuß ist wieder ganz«. Man kann diesen Kindern ihre Späßchen nicht verdenken, aber sie waren sichtlich beeindruckt, dass sie Zeuge bei so etwas »Neuem« sein durften. Am nächsten Tag war der Fuß weitgehend abgeschwollen und der Bub konnte schon wieder Fußball spielen. Durch die Bekanntschaft mit dem Lehrer war ich dann sehr oft in Schladming und lernte einige Menschen kennen, die ich sehr schätze. Sie waren für meine spirituelle Weiterentwicklung sehr inspirierend und ich bin allen heute noch dankbar für die Erfahrungen und Gespräche, die ich mit ihnen machen und führen durfte.

Meine erste Begegnung mit dem Spitzensport

Im Winter 2000/2001 lernte ich in Rohrmoos den Service-Mann von zwei erfolgreichen Schifahrern der amerikanischen Nationalmannschaft kennen. Einer der beiden laborierte zu dieser Zeit an einem schmerzhaften Knie. Ich behandelte ihn kurz – es war wie so oft nicht das Knie die Ursache seiner Beschwerden, sondern der ganze Bewegungsapparat war aus dem Gleichgewicht. Das bedeutete, dass ein starker Druck auf das Knie zustande kam. Man kann sich folgenden mechanischen Vergleich vorstellen: Wenn beim Auto der Rahmen verzogen ist, so wird man nicht nur die ungleich abgefahrenen Reifen auswechseln, sondern das gesamte Fahrgestell wieder neu justieren. Wenn ich diesen mechanistischen Vergleich anstelle, so ist das nur deshalb, weil ich weiß, dass diese Beispiele besser verstanden werden.

So stelle ich immer wieder fest, dass man viele Knieoperationen verhindern hätte können, wenn der Bewegungsapparat wieder ins Lot gebracht worden wäre. Doch dazu werde ich in einem späteren Kapitel ausführlich berichten.

Auch der amerikanische Rennläufer war wieder auf der Siegerstraße. Sein verletztes Knie war nach der energetischen Behandlung in Ordnung und er konnte zwei Siege bei Rennen in Norwegen verbuchen. 2001 fragte mich der Service-Mann erneut, ob ich bereit wäre, den Läufer bei der Ski-WM in St. Anton eine ganze Woche lang zu betreuen. Ich willigte ein und es wurde eine sehr interessante Zeit. Wir redeten viel über die Einheit des Körpers, über die Einheit von Mensch und Material und die Verbindung mit Schnee,

Wetter – alles ist eine Einheit. Ich war nächtelang im Wachsraum und testete die verschiedenen Wachssorten aus. Abends behandelte ich den Sportler immer wieder energetisch. Das Ergebnis war, dass er 2001 Weltmeister im Super-G wurde. Ich will damit nicht sagen, dass dieses Resultat durch meine Behandlung entstanden ist, sondern ich habe nur einen Impuls gegeben, der von ihm genutzt wurde.

In ähnlicher Art und Weise habe ich in den folgenden Jahren im Sportbereich vielen nationalen und internationalen Sportlerinnen und Sportlern, Trainern und Serviceleuten geholfen. Ich habe ihnen ein Tor geöffnet – durchschritten haben sie es selbst.

Im Grunde unseres Herzens

Seit es Menschen gibt, beschäftigen sie sich mit der Gesundheit. Mit diesem Thema wird jeder von uns irgendwann einmal konfrontiert, sei es durch Verletzungen, die durch äußere Einwirkungen passieren, oder es tritt eine Krankheit durch ein geschwächtes Immunsystem auf. Wir sind jederzeit und überall angreifbar. Von Geburt an sind wir einem Reifeprozess unterzogen, ähnlich dem der Pflanzen. Zuerst kommt der Samen in die Erde, er beginnt zu keimen, die Pflanze wächst, blüht, bringt Früchte. Der Prozess wiederholt sich, es ist ein ewiger Kreislauf. Es ist das Leben. So wie die Pflanze äußeren Lebensbedingungen ausgesetzt ist, so sind auch wir von unserer Umgebung, unserem Umfeld beeinflusst. Durch die Wechselseitigkeit des Lebens sind wir immer neuen Gefahren ausgesetzt. War es früher die Natur, die Bedrohung durch wilde Tiere, so sind es heute andere Szenarien, die uns bedrohen. Aber schon immer musste der Mensch neue Überlebensstrategien entwickeln.

In dieser Vielfalt von Leben gibt es nichts, das gleich ist, alles ist ständigen Veränderungen unterworfen. So gibt es auch keinen Menschen, der vollkommen einem anderen gleicht, keine Lebensform ist genauso wie eine andere. Aus der Erkenntnis der Individualität heraus wissen wir, dass jedes Lebewesen, jede Lebensform individuell reagiert und unterschiedlich anpassungsfähig ist, abhängig von den gespeicherten Informationen und übernommenen Erfahrungen, die im gegenwärtigen Lebensprozess – der ja auch ein Lernprozess ist – stattfinden. Wenn wir uns mit Pflanzen beschäftigen, wissen wir, dass Pflanzen auf bestimmten Plätzen besser gedeihen. Manche brauchen mehr Licht, andere mehr Wasser, aber was allen gut tut, ist Zuneigung. Für uns Menschen gilt das Gleiche, wir fühlen uns dort am wohlsten, wo wir geachtet und geliebt werden. Wenn wir unglücklich, unzufrieden sind, fangen wir an zu kränkeln. Wir glauben oft, den Grund nicht zu kennen, weil wir sehr gut im Verdrängen sind. Unser Leben hat nicht nur mit uns selbst zu tun, sondern auch mit unserem Umfeld, wir sind in ein System eingebettet. Alles spielt eine Rolle. Wo wir leben, wie wir leben, welcher Beschäftigung wir nachgehen, ob wir Freunde haben, mit denen wir uns austauschen können, ob unsere Vorstellungen und Erwartungen erfüllt werden und so weiter. Könnte es sein, dass wir unzufrieden sind? Im Grunde unseres Herzens wissen wir genau, wo wir etwas verändern sollten. Doch wir fühlen, dieser Schritt in eine Veränderung hat Auswirkungen: auf uns, auf unsere Umgebung, auf unser Umfeld. Und davor haben wir Angst. Doch die Zukunft ist nur eine hypothetische Annahme. Sie wird durch unser jetziges Denken zu der Wahrheit, wie wir sie uns vorstellen. Durch diese Erkenntnis haben wir die Chance, die Zukunft nicht als Bedrohung zu sehen, sondern wir erkennen uns als Schöpfer. Könnte es dann nicht auch sein, dass es anders kommt, als die Angst uns glauben machen will? Alle Möglichkeiten sind offen, sie schlummern in unserem Bewusstsein.

Energie – die besondere Kraft

Bereits vor über 5.000 Jahren beschäftigten sich Menschen schon mit dem Thema Energie. Sie erkannten, dass in allem, was ist, eine alles durchdringende und alles belebende Kraft wirkt. Es ist gleichgültig, wie sie genannt wird, Chi, Prana, Energeia, Orgon – wie auch immer – sie ist die alles durchströmende Kraft. Sie verbindet alles Lebendige und auch die nichtbelebte Materie miteinander. Energie ist die Grundlage jeder Existenz, jedes Lebens, sie durchströmt alles. Energie ist Bewusstsein, Information. Energie ist eine komprimierte, pulsierende Kraft, die weder geschaffen noch zerstört werden kann, sondern nur von einer Form in eine andere umgewandelt wird. Sie ist Bewegung, sie ist Schwingung, sie ist Klang, sie ist Leichtigkeit und Sanftheit. Sie verbindet und sie kommt in allem, was ist, zum Ausdruck. Sie ist weder gut noch schlecht, SIE IST. Erst durch unsere Bewertung verändert sich ihre Frequenz, ihre Schwingung, sie kann von einer liebenden Energie zu einer zerstörerischen Energie werden. Die Energie ist frei.

Wenn nun aber diese Lebensenergie die Kraft ist, die uns am Leben erhält, sollten wir ihr dann nicht mehr Aufmerksamkeit und Bedeutung schenken? In der Gesundheitsvorsorge und in der Behandlung?

Der Begriff Energie hat natürlich auch noch andere Aspekte. Kommen wir zu der Energie, die wir für unseren täglichen Bedarf »verbrauchen« und von der wir glauben, nicht genug zu haben. »Verbrauchen« ist eigentlich ein falscher Ausdruck, denn wir »nutzen« die Energie. Schon Einstein sagte: »Energie kann nicht verloren gehen.« Wir können derzeit mit unserem begrenzten Denkvermögen noch nicht erfassen, dass Energie wirklich niemals verloren geht. Wir nutzen Sonne, Wind, Wasser, um Energie zu erzeugen. Aber wir erzeugen sie nicht, denn sie ist ja schon vorhanden. Sie wird nur in einen Zustand gebracht, den wir nutzen können. Das mag für viele wie Wortklauberei klingen, aber genau das ist der springende Punkt, den wir – wie schon erwähnt – nur durch ein neues Bewusstsein erfassen können und indem wir die Begrenztheit hinter uns lassen, uns nicht mehr beschränken lassen und bisherige Dogmen nicht mehr als absolute Wahrheit anerkennen. Auch wenn im Technikzeitalter Großes geleistet wurde, haben wir nur jenen winzigen Bereich entdeckt, der auf den herkömmlichen Naturgesetzen beruht. Aber die uns bekannten Naturgesetze entspringen unserem dreidimensionalen Denken. Und dieses eingeschränkte Wissen wollen wir hinter uns lassen.

Ich denke dabei an Menschen, die bereit sind, Neues zuzulassen. Die erkennen, dass es mehr Möglichkeiten gibt als die, die wir bis jetzt kennen. Menschen mit einem weiteren Horizont und Menschen, die über den Tellerrand blicken. **Ich denke dabei an DICH.**

Es geht nicht um Ausgrenzung oder Bekämpfen alter Strukturen, es geht um neue Erkenntnisse, die uns neue Möglichkeiten eröffnen. Eine Erkenntnis, die sich durch das gesamte Buch zieht, ist:

Alles, was ist, was war, was sein wird, ist in diesem Augenblick und alles ist ein einziges Konzept in einem Universum der Einheit.

Wenn wir erkennen, dass Energie auch die geistige und mentale Kraft eines Volkes ist, dann können wir vielleicht verstehen, warum noch immer Kriege geführt werden. Die geistige Kraft eines Volkes entsteht aus dem kollektiven Bewusstsein dieses Volkes. Wenn sich ein Volk im kollektiven Bewusstsein schwach fühlt, hat es das Bedürfnis, im Außen zu beweisen, dass es stark ist. Wenn sich das Kollektiv eines Volkes aber stark fühlt, braucht es sich nicht mehr zu beweisen. Wozu auch? Das heißt, sobald sich im kollektiven Bewusstsein etwas verändert, wird auch im Außen eine Veränderung passieren.

Nur durch unsere derzeit noch begrenzte Sichtweise glauben wir, dass unsere Energiereserven zu Ende gehen, dass wir zu viel Energie verbrauchen. Wir werden neue Konzepte finden. Aber einen grundlegend neuen Zugang zu diesem Thema werden wir erst finden, wenn wir unser dreidimensionales Denken verlassen. Zur Zeit sind wir noch in der Phase der Symptombekämpfung. Aber auch immer wiederkehrende Symptombekämpfung kann uns zu neuen Erkenntnissen führen.

Ursache und Wirkung

Ich glaube nicht nur, sondern ich weiß – nach meiner jetzigen Erkenntnis –, dass alle körperlichen Beschwerden eine Ursache haben.

Ich weiß,

… dass mein Körper eine Einheit ist und kein Teil dieses Körpers getrennt vom übrigen zu betrachten ist.

… dass mein Körper auf meine Gedanken, Gefühle, Emotionen reagiert.

… dass alles Erlebte, alles Übernommene, alle Vorstellungen einen Einfluss auf meine Gesundheit haben.

… dass ich als Mensch behandelt werden will und nicht nur als Körper.

… dass ich einzigartig bin wie mein Fingerabdruck.

… dass mein Körper ein lebender Organismus ist, der die Fähigkeit hat, sich selbst zu regulieren und zu heilen.

… dass Symptombehandlungen der Grund sind, dass schwere Erkrankungen zu spät erkannt werden.

… dass die angeratenen Vorsorge-Untersuchungen Momentaufnahmen sind.

… dass mein Körper, meine Zellen, sich ständig verändern, abhängig von meinem Gemütszustand.

… dass es keinen Zufall gibt. Das, was geschieht, »fällt mir zu«.

… dass Medikamente, die ein Symptom behandeln, meinem Gesamtorganismus mehr schaden als nützen.

Solange der Mensch sich auf die Symptombehandlung beschränkt – gleichgültig in welchen Bereichen – wird es keinen wirklichen Fortschritt geben. Denn durch die Symptombehandlungen entsteht auf längere Sicht mehr Schaden als Nutzen. Das ist die Herausforderung unserer Zeit: zu unterscheiden, was ein Symptom oder was Krankheit und die Ursache dahinter sind.

Wir leben in einer für uns sichtbaren Welt, wir nehmen diese für uns sichtbare Welt mit unseren fünf Sinnen wahr, es ist die dreidimensionale Welt der Materie. Es ist eine grobstoffliche Welt, eine grob schwingende Welt. Die Wissenschaft beschränkt sich bei ihrer Forschung auf diese Welt – ich verweise jetzt hauptsächlich auf die medizinische Forschung. Immer neuere Untersuchungsmethoden und Apparate kommen zur Anwendung. Doch das Wesen Mensch lernt man nicht mit Apparaten oder Röntgenaufnahmen kennen. So ist es auch zu erklären, dass viele Symptome ein Leben lang behandelt werden, ohne dass es jemals zu einer wirklichen Heilung kommt.

Neben der grobstofflichen Welt der Materie gibt es die vielen Ebenen der feinstofflichen Welt. Diese Ebenen sind nicht sichtbar, aber fühlbar, auch erfahrbar. Nur in der groben Materie herumzustochern ist eine Begrenzung der menschlichen Intelligenz.

Die feinstofflichen Ebenen wie Gefühle, Emotionen, Gedanken, Energien sowie spirituelle und geistige Ebenen sind für viele Wissenschafter nicht erkennbar und daher auch nicht wert, erforscht zu werden. So gibt es immer wieder bei Spontanheilungen oder unerklärlichen Heilungen außerhalb der Schulmedizin die Aussage, es hat funktioniert, aber es gibt dafür keinen wissenschaftlichen Beweis. Seltsamerweise ist aber bei einer Behandlung mit Medikamenten oder Operationen noch nie eine Spontanheilung passiert.

Ich appelliere an die Wissenschaft: Strengt euch endlich an, es zu beweisen, wenn es euch wichtig ist. Vielleicht kommt ihr dann zu der Erkenntnis, dass wir ein Energiekörper mit Geist und Seele sind – es wäre ein großes Betätigungsfeld zum Wohle der gesamten Menschheit. Durch die neue Sichtweise öffnen sich Tore in allen Bereichen des Lebens, neue Erfindungen, neue Lösungen für die Probleme der Welt würden möglich.

Eine relativ junge naturwissenschaftliche Forschungsrichtung widmet sich bereits dem Zusammenspiel von Körper, Geist und Seele: die Psychoneuroimmunologie. Sie beschäftigt sich mit den Wechselwirkungen des Nervensystems, des Hormonsystems und des Immunsystems. Sie hat erforscht, dass unsere Gefühle alle Vorgänge in unserem Körper beeinflussen – auch unsere Selbstheilungskräfte. Wenn diese Erkenntnisse in die klassische Schulmedizin einfließen, wird sie sich verändern, denn sie wird sich immer mehr der Heilung des Menschen in seiner Gesamtheit widmen müssen – wie es die traditionellen Heilmethoden schon immer tun.

Immun gegen Immunisierung

Es wird immer wieder von Seiten der klassischen Medizin versucht zu beweisen, dass Alternativbehandlungen nicht wirksam sind. Ein Argument ist, dass Heilung bei energetischer Behandlung nicht anhält. Mein Gegenargument ist, dass auch bei schulmedizinischer Behandlung niemals garantiert werden kann, dass der Zustand anhält. Wenn das Problem dahinter nicht gelöst ist, sucht sich das Symptom einen neuen Weg in Form von Krankheit, gleichgültig, wie vorher behandelt wurde. Die Medizin, der Arzt kann mich vielleicht am Leben erhalten, aber nicht gesund machen. Er kann mich lediglich unterstützen und hilfreich begleiten. Heilen kann ich mich nur selbst von innen heraus! So wie sich die Natur selbst heilt, wenn wir nicht eingreifen. Wenn die Natur allerdings schon zu sehr missbraucht, gedemütigt, misshandelt wurde und sich nicht mehr helfen kann, stirbt sie, um wieder geboren zu werden (Unwetter, Katastrophen). Je mehr wir die Natur bekämpfen, umso mehr stören wir das Gleichgewicht.

Der Mensch ist Natur, wir bekämpfen unsere Natur so lange mit Immunisierung, Betäubung, bis die Natur immun ist gegen die Immunisierung und versucht, sich durch immer neue Krankheiten zu befreien. Es ist ein ewiger Krieg, der erst dann enden wird, wenn wir das Wesen der Natur und damit auch den Menschen verstehen lernen.

Es gibt in den letzten Jahren sehr viele Diskussionen in den Medien zwischen Ärzten der klassischen Medizin, Homöopathen, Schamanen, Heilern und so weiter. Es werden hitzige Debatten geführt, ob etwas »Scharlatanerie« oder naturwissenschaftlich belegt ist. Aber gerade diese Trennung ist völlig sinnlos, weil von grundverschiedenen Sichtweisen geredet wird. Ich vergleiche das gerne mit dem Begriff »Obst«. Obst sind Äpfel, Birnen, Orangen und so weiter. Wenn ich von Obst rede, meine ich also einen Gesamtbegriff. Wenn die Schulmedizin von Äpfeln redet, dann sind Äpfel auch Obst, aber es gibt viele Apfelsorten und es gibt auch noch andere Obstsorten. Wenn nun jemand sagt, nur der Apfel ist Obst – vergleichbar mit dem Standpunkt der Schulmedizin – dann wird jeder vernünftig denkende Mensch sagen, dass das nur eine beschränkte Sicht ist, weil es erwiesenermaßen auch Birnen, Orangen, Bananen und so weiter, also viele Obstsorten, gibt. Aber genau auf dieser Ebene wird ständig heftig diskutiert. Auch wenn stundenlang darüber gestritten wird: Aus einem Apfel wird eben keine Orange.

Kommen wir doch einfach überein, dass es zu Krankheit und Heilung unterschiedliche Zugänge und Sichtweisen gibt, die alle auf ihre Weise erfolgreich sein können.

Bin ich der Körper?

Wir sind dieser Körper – glauben wir. Wir sehen ihn, spüren ihn, können ihn anfassen. Er ist für uns die Realität.

Wenn wir jemandem begegnen, dann sagen wir nicht, ich habe den Körper des XY gesehen, sondern wir sagen, ich habe den Franz gesehen. Wir sehen den Körper, aber hinter diesem Körper sehen wir eine Persönlichkeit. Diese Persönlichkeit hat einen Namen, sie heißt zum Beispiel Franz. Aber was macht den Franz aus? Sein Aussehen, sein Körper? Wir sehen hinter dem Franz einen Menschen, der so aussieht. Aber dieser Mensch ist etwas Lebendiges, nicht vergleichbar mit einer Maschine. Dieser Mensch ist freundlich, hilfsbereit, ärgerlich, zornig, lustig, traurig. Er hat Eigenschaften, die eben einen Menschen ausmachen. Noch eine Eigenschaft hat dieser Mensch, er spricht mit mir – oder auch nicht.

Diesen Menschen zu einer Maschine zu degradieren, dessen Teile beliebig ausgetauscht werden können, ist eine Sichtweise, die nicht zu meinem Gedankengut gehört.

Wenn ich oft dennoch einen mechanistischen Vergleich anstelle, so ist das wie gesagt nur deshalb, weil ich immer wieder die Erfahrung mache, dass diese Beispiele besser verstanden werden.

Doch jetzt komme ich auf die wichtigste Eigenschaft des Menschen zu sprechen. Er hat Bewusstsein. Er kann sich frei entscheiden. Dieser Mensch ist lebendig, hat einen lebendigen Organismus.

Bin ich der Körper?
Nein, ich bin ein Mensch mit einem Körper.
Er zeigt mir, ob ich in Balance bin.
Er zeigt mir, ob ich mich selbst liebe.
Er zeigt mir, welche Haltung ich mir
und anderen gegenüber einnehme.
Er zeigt mir, wie ich mich der Außenwelt präsentiere.
Er zeigt mir, wann ich mich zurücklehnen soll.
Er zeigt mir in Form von Gesundheit und Krankheit,
ob ich in Harmonie bin mit mir selbst.
Er zeigt mir, wie beweglich ich bin.
Er zeigt mir meine Neigungen, meine Eingeschränktheit,
meine Selbstsicherheit.

Unser Körper dient uns als Wahrnehmungs- und Empfindungsinstrument. Jede Form einer Störung zeigt uns, dass wir mit uns selbst oder der Seelengemeinschaft nicht in Harmonie sind.

»Gummi« – Weltmeister und Olympiasieger im Mannschaftsbewerb

Ich möchte noch über ein weiteres Ereignis berichten, das mich sehr berührt hat und für mich und einige meiner Freunde prägend war. Ich hatte Günther Chromecek, den Cheftrainer der Nordischen Kombinierer, beim Therapeuten und Qi Gong-Lehrer Werner Tautermann kennengelernt. Durch Günther Chromecek, Jacky genannt, wurde ich zum Sommer-Grand-Prix der Nordischen eingeladen und lernte dort die Mannschaft der Nordischen Kombinierer kennen. Ich fuhr im Auto von Jacky, Felix Gottwald und Michael Gruber – genannt Gummi – mit. Wir redeten über Energie und Bewusstsein und spürten, dass die Energie im Auto ständig stieg. Trotz voll aufgedrehter Klimaanlage begannen wir ordentlich zu schwitzen. Wir erkannten durch die Themen, die wir ansprachen, dass wir auf gleicher Wellenlänge waren und fühlten ein sehr starkes Gefühl der Zusammengehörigkeit.

Nun zu dem erwähnten Ereignis. Beim Sommer-Grand-Prix wird auf Kunststoff-Matten gesprungen. Michael Gruber – Gummi – kam beim Aufsprung zu Sturz und blieb verletzt liegen. Die Rettung und eine Ärztin waren vor Ort, ich selbst war gerade nicht im Zielraum. Man versuchte, den Verletzten mittels einer Matte möglichst schmerzfrei zu lagern. Die Ärztin diagnostizierte einen Drehbruch. So wie sein Bein aussah, brauchte man keinen Röntgenapparat, um zu wissen, dass es gebrochen ist. Man wollte Gummi natürlich sofort ins nächste Krankenhaus abtransportieren. Doch er verlangte, dass ich gerufen wurde. Im Laufschritt kam ich zur Unglücksstelle und sah, dass Gummi mir entgegenlächelte. Ich deutete das sofort positiv und dachte, so schlimm kann es nicht sein, obwohl alle anderen einen sehr bekümmerten Eindruck machten.

In diesem Augenblick dachte ich nicht über die Art der Verletzung nach, doch ich sah, dass der Unterschenkel seltsam verdreht war. In mir war eine seltsame Ruhe, auch Felix und Jacky waren ruhig, vielleicht in angespannter Erwartung. Ich weiß heute nicht mehr, was genau ich damals getan habe, aber ich spürte in meinem

Körper einen gewaltigen Energiestrom. Gleichzeitig sagte Gummi, dass sein ganzes Bein glühend heiß wurde. In diesem Augenblick wusste ich, jetzt ist etwas Unglaubliches passiert. Der Unterschenkel war in Normallage, ich bewegte vorsichtig das Bein und sagte Gummi mit einer auch mir unverständlichen Sicherheit, er könne jetzt aufstehen.

Und er stand auf, probierte zuerst vorsichtig, dann immer sicherer. Schließlich weinte er vor Freude. Ich kann mich nur erinnern, dass ich einfach nur JA, JA, JA geschrien habe. Ich wusste, Gummi konnte wieder springen. Im Nachhinein erfuhr ich von Jacky, dass an diesem Abend der Bürgermeister des Veranstaltungsortes einen Empfang für die Sportler und Trainer gegeben hatte. Die Ärztin war dazu auch eingeladen und sie sagte, wenn Gummi am nächsten Tag springe, würde sie ihr »Ärztepatent« an den Nagel hängen. Er sprang und er sprang sehr gut.

Dieses Ereignis war für viele unvergesslich. Auch für mich. Und es hat Gummi und mich zu Freunden gemacht. Einige Kollegen aus der Mannschaft waren sichtlich schockiert und konnten oder wollten gar nicht glauben, was da passiert war.

Ich habe in darauffolgenden Jahren immer wieder Menschen kennengelernt, die nur das glauben, was ihr eingeschränktes Bewusstsein zulässt zu glauben. Diese Menschen versuchen dann, eine für sie annehmbare Erklärung zu finden wie »die Verletzung war nicht so schlimm wie sie ausgesehen hat oder die Diagnose hat nicht gestimmt«. Auch das ist legitim. Ich verstehe das.

Dein Kraftpotenzial liegt im Fühlen!

Bist du das Meer, dann weißt du, deine Stärke liegt in der Tiefe, die in sich ruht, nicht an der Oberfläche, die scheinbar mächtig ist.

Die Tiefe ist dein Herz!

Die Oberfläche dein Verstand!

Und doch gehören beide zusammen!

Auf dich übertragen kannst du erkennen, welch unermessliche Kraft in dir wohnt, nachdem du sie erfühlt hast und zulässt!

Der Verstand ist ein wunderbares Werkzeug. Die Störung beginnt, wenn du dein Selbst über ihn suchst und glaubst, du bist er. Dann wird er zum Ego und übernimmt die Führung.

Der Intellekt hat Akzeptanzprobleme, das Herz niemals.

Die bekannteste Herzkraft ist die Liebe, und Liebe kann alles akzeptieren.

Dein Ego sucht Abgrenzung!

Dein Herz sucht Verbindung!

In der Herzenergie steckt dein großes Potenzial, sie ist deine Kraftzentrale, sie ist um vieles stärker als deine Kopfenergie. Dein Verstand weiß das. Er muss stets deine verschiedenen Herzenskräfte wie Liebe, Mitgefühl, Hoffnung, Frieden heruntertransformieren. Das geht am besten mit Angst, Zweifel, Misstrauen. Und mit seiner dann neuen Eigenschwingung kann er seine Macht, sein Ego wieder aufbauen. Du kannst dich von deinem Intellekt, deiner Ratio, unabhängig machen, indem du in eine neutrale Beobachterposition und damit heraus aus der Polarität gehst.

Was ist die Polarität?

Polarität besagt, dass jeder Aspekt dieser Welt aus einem Gegensatzpaar besteht: Mann – Frau, Tal – Berg, Armut – Reichtum, Tag – Nacht, heiß – kalt und so weiter. Die Betrachtungsweise ist völlig wertfrei. Kein Pol ist gut oder schlecht, es sind nur zwei Seiten derselben Medaille, untrennbar zu einer Einheit verbunden. Sie bedingen einander. Es gibt keinen Tag ohne Nacht, kein heiß ohne kalt.

Diese ganzheitliche Betrachtung der Dinge – ohne zu bewerten, ob etwas gut oder schlecht ist – ist Voraussetzung für das Fühlen. Es ist unmöglich zu fühlen, wenn sich ständig der Verstand einschaltet und jede Situation nach irgendwelchen Kriterien bewertet. Die Gefühlswelt bietet uns ein Mehrfaches als die rationale Intelligenzwelt.

Der Intellekt will nur planen, erzielen und übertreffen, die inneren Ängste, Zweifel, Misstrauen verstecken und verdrängen. Die neue Zeit ist eine Zeit des Fühlens aus dem Herzen.

Durch das Fühlen öffnest du dich neuen Energien, die deine Eigenschwingung erhöhen. Das bedeutet auch im Außen Erfolg und Gesundheit.

Bewusstsein und Materie

Wenn ich den Menschen nur als Materie betrachte, ist Bewusstsein eine Auswirkung der Gehirntätigkeit. Wenn die Gehirntätigkeit aufhört, wird der Mensch für tot, für ohne Bewusstsein erklärt. In einem materialistischen Weltbild ist Bewusstsein nur eine Auswirkung unserer Biologie, eine elektrochemische Vernetzung in unserem Körper. Alle Theorien, die der Mensch sich ausgedacht hat, basieren auf diesem materialistischen Weltbild, das ja auch in gewisser Weise seine Berechtigung hat. Die Kräfte, die das mechanistische Weltbild kennt – wie Anziehungskraft, Schwerkraft und so weiter – sind Kräfte der Materie. Alle diese Kräfte sind vorhanden, sagen aber nichts aus über geistige Kräfte. Die geistigen Kräfte sind Kräfte eines in uns schlummernden Bewusstseins, das darauf wartet, wieder geweckt und entdeckt zu werden.

Meine Sichtweise beschränkt sich nicht auf die Materie, sie sucht immer mehr die Verbindung zum Geistigen. Bewusstsein hat nichts mit unserem Denkapparat zu tun, es ist eine Schwingung, die nicht an den Körper gebunden ist. Bewusstsein ist nicht eingeschränkt, es ist grenzenlos. Die Frage ist, auf welcher Bewusstseinsebene wir uns befinden, auf welcher Stufe der Bewusstwerdung. Das alles hat jedoch nichts mit herkömmlichem Verstandeswissen oder Bildung zu tun. So ist es auch zu erklären, wie sich Naturvölker über viele Kilometer telepathisch verständigen können – wir brauchen dazu Telefon oder Handy. Im Zeitalter der Technik sicher ein Fortschritt.

Aber kennen wir nicht alle auch Situationen, in denen wir an einen Freund denken und schon läutet das Telefon und er ruft an? Das zeigt uns doch, dass es außerhalb unseres Denkens Verbindungen, Schwingungen, Frequenzen gibt, die wir nicht bewusst wahrnehmen. Wenn wir zu einem Menschen eine sehr enge emotionale Verbindung haben, können wir oft über weite Distanzen spüren, wie er sich fühlt, wie es ihm geht.

Menschen befinden sich in unterschiedlichen Bewusstseinszuständen. Durch Erkennen des eigenen Selbst erreichen wir immer mehr Bewusstseinsebenen, die außerhalb der Dreidimensionalität liegen. In der Chaostheorie heißt es, dass durch Unordnung wieder Ordnung entstehen kann. Wenn du im Zustand des Chaos bist, ist es gleichgültig, ob es körperliche oder emotionale Probleme sind, die dich belasten. Alles, was nicht im Gleichgewicht ist, bringt Veränderung. Veränderung wird sehr oft als Bedrohung angesehen, doch nur durch Veränderung bewegt sich etwas.

Schau dir ein Haus an: Jeder Stein, den du auf den anderen setzt, verändert das Gebäude. Du baust etwas. Man kann auf alten Grundfesten aufbauen, man kann Neues schaffen. Je nach Bedarf. Ich verwende neue Materialien, neue Arbeitsmethoden, ich baue ein Haus nach meinen jetzigen Vorstellungen. Ich habe mich verändert. Durch die Veränderung meines Bewusstseins ändern sich auch meine Vorstellungen und meine Erkenntnisse.

Geist und Materie

Alles, was ist, ist durchdrungen von einer Kraft, die alles belebt. Es ist die Macht der Liebe. Der Mensch ist der Ausdruck eines allumfassenden Geistes. So wie es dem Menschen möglich ist, durch seinen Körpergeist (Intellekt) Materie zu verändern, so ist es dem Menschen auch möglich, die Kräfte eines allumfassenden Geistes durch die Energie der Liebe zu spüren und durch diesen allumfassenden Geist inspiriert und geleitet zu werden. Dieser allumfassende, kosmische Geist ist nicht messbar, aber spürbar. So ist die Liebe auch nicht messbar, aber die Auswirkungen sind sichtbar und spürbar: Menschen verändern sich durch die Liebe. Aber auch die Physik des Körpers verändert sich durch die verschiedenen Zustände und Gefühle. Menschen, die glücklich sind, haben eine ganz andere Ausstrahlung als Menschen, die unglücklich sind.

Der Geist ist unbegrenzt, Materie begrenzt. Wahrheit, die durch den Geist erfahren wird, ist unbegrenzt. Wissen, das durch den Intellekt erworben ist, ist begrenzt.

Das Leben, der Geist, die Liebe sind unbegrenzt. Geist – die Bezeichnung für das Ewige, für Seele, Gott – ist die einzige wirkliche Essenz.

Das geistige Universum kennt keinen Anfang und kein Ende. Geist ist unsterbliche Wahrheit, Materie ist sterblicher Irrtum. Geist ist das Wirkliche und Ewige. Materie ist das Unwirkliche und Zeitliche.

Leben ist das geistige Prinzip. Liebe ist ohne Anfang und Ende.

Die lebensspendende Eigenschaft des Menschen ist Geist und nicht Materie. Wenn wir unser Denken, unseren Geist weiterentwickeln, verändert sich der Körper, die Materie. Sie wird feinstofflich und daher anders therapierbar. Ein feinstofflicher Körper reagiert empfindlicher auf Grobstofflichkeit, auf Operationen, Medikamente, auf Nahrungsmittel, auf Wasser, auf belastete Luft. Ein Mensch, der in medizinischen Theorien bewandert ist, ist schwieriger durch den Geist zu heilen, als einer, der es nicht ist, z. B. Kinder und Tiere.

Heilung ist an keine Religion, Konfession gebunden. Es ist gleichgültig, welcher Religion du angehörst. Die Sonne fragt auch nicht, bist du arm oder reich, gut oder böse. Sie scheint, sie bewertet nicht. So ist es mit der Energie. Auch die Energie fragt nicht, bewertet nicht. Sie fließt, wenn der Mensch frei ist.

Wenn der systemhörige Mensch erkennt, dass die Systeme nur deswegen so reagieren, weil der Einzelne kein Selbstbewusstsein hat, keine Selbstverantwortung übernehmen will, haben sie keine Macht mehr. Am Beispiel der Medizin können wir das genau beobachten. Der medizinhörige Mensch traut sich oft gar nicht zu fragen, warum er das Medikament ein Leben lang nehmen, warum er aufgeschnitten werden soll, obwohl das Röntgenbild nichts Verdächtiges zeigt, warum er eine Chemotherapie braucht, wo doch gerade durch solche fragwürdigen Therapien so viel zerstört wird. Der unkritische Mensch glaubt noch immer, irgendjemand übernimmt die Verantwortung für seine Gesundheit. Wir sollten erkennen, nur der Einzelne selbst kann Verantwortung übernehmen. Wenn wir glauben, ein Arzt übernimmt Verantwortung, dann frage ich mich, warum man sofort nach Einweisung in ein Krankenhaus einen Vordruck unterschreiben muss, dass man über die vielfältigen Risiken der Behandlungen aufgeklärt wurde.

Der Mensch und seine Einzigartigkeit

Jahrtausende lang beschäftigen uns schon die gleichen Fragen:

Was kann ich tun, was soll ich tun, was muss ich tun, um glücklich zu sein?

Wann geschieht endlich das, wonach ich mich so sehr sehne?

Wann kommt endlich das Glück und überhäuft mich mit Geschenken?

Warum passiert das gerade mir?

Warum gibt es Menschen, die scheinbar immer auf der Sonnenseite des Lebens sind?

Viele dieser Fragen könnte man mit der Gegenfrage beantworten: »Was tust du selbst dafür? Was ist dein Beitrag zu einem Leben, das deinen Wünschen entspricht?«

Viele werden sagen, ich arbeite jede Woche siebzig Stunden und doch hat sich meine finanzielle Lage nicht verbessert. Ein anderer betont vielleicht, immer gesund gelebt und sich regelmäßig einer »Gesundenuntersuchung« unterzogen zu haben und er sei doch krank geworden. Viele von euch haben sich vielleicht auch schon mit allen möglichen Wunsch-Anleitungen beschäftigt, die uns weismachen wollen, man brauche nur richtig zu wünschen und schon geht alles in Erfüllung. Und doch ist vieles nicht so, wie wir uns das vorstellen. Ist das nicht ungerecht? Meine Antwort ist, es gibt kein »Gerecht« und »Ungerecht«, alles hat eine Ursache, aus der Ursache entsteht Wirkung.

Was also kann ich tun?
Dann sage ich dir: liebe! Liebe ist der Schlüssel zum Glücklichsein.

Ich durfte einen Blick in die Zukunft tun. Diese Zukunft findet nicht auf einer linearen Ebene statt, wie es das Bewusstsein der Menschheit kennt, sondern die Zeit, die uns als Zukunft bekannt ist, ist gleichzeitig auf einer parallelen Ebene. Auf dieser Ebene ist das Bewusstsein der Menschheit nicht mehr durch den Zeitbegriff blockiert, sondern die Zeit existiert als ewiges Jetzt. Durch die Schwingungserhöhung, die derzeit von vielen Menschen auf der Erde zu spüren ist, verändern sich die Schwingungen der Menschen und des Planeten. Die Zeichen, die wir sehen, wie Finanzkrise, Energiekrise, Glaubenskrise, Klimakrise, unbekannte Krankheiten, sind kein Anlass zur Besorgnis, sondern die Chance, ein neues Bewusstsein und einen neuen Zugang zu uns selbst, zu unserer Welt und zu den geistigen Ebenen zu bekommen. Wir haben Jahrtausende im Bewusstsein der Begrenzung gedacht und gelebt. Durch die Auflösung von Spannungen im Menschen selbst, aber auch zwischen den Menschen, Völkern und Kulturen kann Energie fließen. Charismatische Menschen, die beseelt sind von dem Gedanken, Gleichgewicht und Freude auszustrahlen, sind wie Lichter, die das Licht in die Dunkelheit der Begrenzung bringen. Alles, was die Menschheit sich seit Jahrtausenden wünscht, ist möglich. Wir sind nicht allein. Das Licht selbst ist durch die Erkenntnis vieler Erdenbürger in den Menschen erwacht.

Diese Zeit der Begrenzung und Ausgrenzung ist ein Relikt, aus einem Bewusstsein der Angst geboren. Dieses Bewusstsein ist durch das Erwachen des neuen Zeitgeistes dabei sich aufzulösen. Diejenigen, die noch immer glauben, sie können die Welt durch Angst beherrschen, haben die Möglichkeit, sich dem neuen Zeitgeist, der Liebe heißt, anzuschließen. All die Bemühungen, eine Welt des Friedens zu erschaffen, der Gleichheit und der Brüderlichkeit, sind keine Utopie mehr. Wenn auch der Reinigungsprozess für viele schmerzhaft erscheinen mag, so sind wir doch in freudiger Erwartung, das Zeitalter des Lichts und der Liebe begrüßen zu dürfen.

Die zarte Pflanze Bewusstsein

Bewusstsein ist wie ein Samen, der langsam zu keimen beginnt. Dazu bedarf es aber einer fruchtbaren Erde, der Boden dazu muss vorhanden sein. Das ist mit unserer Bereitschaft zur Weiterentwicklung gleichzusetzen. Nur wenn wir innerlich offen und bereit sind, Neues zu entdecken und mit Freude zuzulassen, wird sich unser Bewusstsein erweitern. Es ist eine zarte Pflanze, die gehegt und gepflegt werden will. Jeder einzelne Schritt sollte behutsam und mit Bedacht erfolgen. Dann wird aus dieser zarten Pflanze ein kräftiger Baum, der seine Äste und Zweige zum Himmel öffnet. Bereit für das Licht und für die Früchte der Erkenntnis.

Bewusstsein heißt, sich selbst zu verstehen und zu erkennen. Wenn du dich selbst verstehst und erkennst, lernst du auch deinen Körper kennen und verstehen. Du lernst, auf deine Gefühle zu achten und sie zu verstehen. Du achtest auf deine Gedanken, aber auch auf die Signale deines Körpers.

Du wirst dir selbst immer mehr bewusst. Es entsteht Körperbewusstsein. Du entwickelst immer mehr ein Gesamtbewusstsein, ein Bewusstsein zu deinen Mitmenschen, zur Natur, zum Göttlichen.

Du entwickelst Selbstbewusstsein. Ohne Selbstbewusstsein kann man sich selbst, aber auch alle anderen, nicht verstehen. Nur durch Selbstbewusstsein ist man in der Lage, anders Denkende und andere Sichtweisen zu akzeptieren.

Bewusstsein hat nichts mit Bildung zu tun. Es hat auch nichts mit Intelligenz zu tun, sondern mit Erkenntnis. Die Erkenntnis ist ein innerer Prozess. Diesen Prozess kann man nicht studieren oder in Seminaren erlernen. Es gibt Kinder im Vorschulalter, die nicht durch äußere Einflüsse zu einer bestimmten Handlungsweise tendieren, sondern durch inneres Empfinden. Sie haben den inneren Bezug zu Mensch, Tieren, Pflanzen, Dingen. Sie sehen die Welt nicht als Bedrohung oder Gefahr, sondern als Spielwiese. Diese Kinder haben dann oft Schwierigkeiten in der Schule, weil sie unkonzentriert und unaufmerksam sind, sie leben in ihrer heilen Welt. Doch diese heile Welt wird dann plötzlich zerstört durch Vorschriften, Glaubenssätze und »Verbildung«.

Die rationale Intelligenz wird als das Wichtigste im Leben gesehen. So sieht auch unser Bildungssystem nicht, dass es neben den Rationalisten Kinder gibt, die auf einer intuitiven Ebene ganz andere Zugänge zu einem Bewusstsein jenseits des Sichtbaren und Erklärbaren haben. Diese Kinder mehr zu fördern wäre eine der wichtigsten Aufgaben unseres Bildungssystems. Es kann nicht Aufgabe der Erziehung sein, Rationalisten und Materialisten, kurz Existenzen zu schaffen, die sich ihres Ursprungs unbewusst sind.

Über allem steht die Liebe

Der Mensch ist Licht und Liebe. Das Licht, die Liebe ist grenzenlos, ewig und frei. Das innere Wesen des Menschen ist Freiheit. Somit ist auch die Natur des Menschen grenzenlos und frei – ohne Einschränkung. Alle Prinzipien, die gegen die Liebe und die Freiheit verstoßen – mögen es religiöse, moralische, wirtschaftliche, politische Konstruktionen sein –, bedeuten, dass der Mensch seine eigene Natur misshandelt. Wenn er dies tut, handelt er gegen seine wahre Natur. Sich gegen die eigene Natur zu erheben, die eigene Natur zu bekämpfen, führt zu Krankheit und Krieg.

Der Mensch will oft eine Richtung vorgegeben haben, da es einfacher ist, einer Richtung zu folgen, als selbst zu entscheiden. Durch diese Einschränkung, die sich die Menschen selbst auferlegt haben, bevorzugen sie Machtstrukturen, die ihnen das trügerische Gefühl geben, hier gut aufgehoben zu sein, und sie erwarten, dass Entscheidungen in ihrem Sinne getroffen werden. Das hat zur Folge, dass die Grundprinzipien Freiheit und Liebe so wenig Platz finden in unserer Gesellschaft.

Der Wind fragt nicht, warum bin ich.
Die Sonne fragt nicht, warum scheine ich.
Der Regen fragt nicht, warum regne ich.
Die Erde fragt nicht, warum gebäre ich.
Alles geschieht, um das Wesen der Liebe zu zeigen.
Also soll es auch zwischen zwei Menschen so sein.
Fragt nicht warum, sondern tut, denn die Liebe fragt nicht warum.
Sie tut.

Die Menschheit hat sich Götter oder einen Gott erschaffen, die oder der genauso agiert wie die Menschen: Einmal liebend, dann strafend, dann verzeihend oder nicht verzeihend. Dass Gott weder das eine noch das andere ist, zeigt, dass das Wesen Gottes nicht verstanden wurde – das Wesen Gottes ist die LIEBE.

Die Liebe sagt: »Liebe dich selbst, dann kannst du deinen Nächsten lieben.«

Wie sieht es da aber bei vielen von uns aus? Liebe ich mich, wenn ich mich selbst für unfähig, für dumm, für schwach, für arm und schuldig, für zu klein, zu groß, zu dick, für verachtenswert halte? Soll ich so meinen Nächsten lieben? Wenn wir glauben, dass wir unseren Nächsten lieben können und uns selbst nicht, dann wissen wir nicht, was Liebe ist. Es gibt nur dann die Liebe zum Nächsten, wenn wir uns selbst bedingungslos lieben und uns so annehmen, wie wir sind. Es ist vollkommen gleichgültig, welche Glaubensrichtung du hast, ob du Christ, Buddhist oder Jude bist oder dem Islam angehörst, wenn du die Liebe in dir erkennst. Ich glaube nicht an einen strafenden und verurteilenden Gott, aber ich glaube an die Liebe. Die Liebe ist nicht stofflich, sie ist geistig. Man kann sie nicht beschreiben, aber man kann sie fühlen und man kann sie leben.

Diese Liebe, von der ich spreche, urteilt und verurteilt nicht, sie grenzt nichts und niemanden aus, sie sucht auch keinen Schuldigen. Wenn ich liebe, führe ich keine Kriege gegen Andersdenkende. Wenn ich liebe, will ich auch niemanden von meiner Wahrheit überzeugen, denn jeder soll seine Wahrheit leben. Wenn ich meine eigene Wahrheit lebe, wird sich das auch in glücklichen Lebensumständen und in der Fülle spiegeln. Wenn ich die Fülle in mir erkenne, werde ich auch die Fülle im Außen finden – in allen Bereichen des Lebens.

Liebe ist Macht – die reinste Macht und die größte Macht. Liebe ist Gott. Nichts könnte höher sein. Diese Macht hat nichts damit zu tun, andere zu unterdrücken und schwach zu halten. Diese Macht ist der Ursprung der Schöpfung. Diese Macht ist nicht einseitig, sie ist kreativ, sie grenzt nichts und niemanden aus. Die Liebe vereint alles – es gibt nichts, was außerhalb der Liebe existiert.

Die Liebe ist das Licht und ohne Licht gibt es kein Leben.
Die Liebe ist Energie.
Die Liebe ist unser aller Ursprung und die Kraft, die uns alle miteinander verbindet.

Die Liebe ist das göttliche Selbst. Sie kennt keine Gegensätze. Die Liebe ist nicht belehrend. Sie lässt alles und jeden so, wie er ist. Die Liebe kennt keine Trennung. Liebe ist das Wissen um Verbundenheit und Einheit. Die Liebe öffnet uns den Zugang zum kosmischen Bewusstsein. Die Liebe ist ein Bewusstseinszustand, sie ist die universelle Wahrheit.

Indem wir jedoch das Unfassbare in Worte zu fassen versuchen, begrenzen wir es mit unserer Definition. Die Liebe existiert aus sich selbst – SIE IST. Sie ist ewig und unendlich und kann nicht mit Worten beschrieben, sondern nur individuell erfahren werden.

Die Liebe, von der wir meist sprechen, ist eine Ausdrucksform der Liebe: Mutterliebe, Vaterliebe, Zuneigung zu einem Menschen, etc.

Die Liebe ist eine schöpferische Energie, in die das ganze Universum eingebettet ist. Allem, was jetzt ist, was jemals war und jemals sein wird, gibt die Liebe Leben und Licht. Wir wissen besser, was die Liebe tun kann, als was sie ist. Wir wissen aus persönlicher oder aus der Erfahrung anderer, dass Liebe heilen kann, dass die Liebe vergeben kann, dass die Liebe uns zu Höchstleistungen anspornen kann. Die Liebe kennt weder Angst noch Schuld, Hass, Verdammung, Ausgrenzung. Sie ist bedingungslos.

Die Liebe ist das schöpferische Energiefeld oder der Geist, aus dem alle Schöpfung hervorgeht. Liebe, Leben, Licht sind die Grundbausteine der wahren Natur des Menschen.

Wenn die Liebe ihr ewiges Wesen durch uns entfaltet, werden wir voll neuem Leben pulsieren und mit neuem Licht leuchten und zum Selbstausdruck der unendlichen Liebe, zu der wir geschaffen wurden.

Was ist Liebe? Gott ist es! Du bist es! Ich bin es! Alles ist Liebe! Alles ist Energie!

Liebe bedeutet Verbindung – nicht Konfrontation.

Mit dem Herzen sehen – nicht mit dem Kopf.

Innere Ruhe, innerer Frieden – nicht in der äußeren Welt das suchen, was uns in der inneren Welt fehlt.

Vereinigung der Gegensätze in dir.

Nicht kämpfen gegen den Teil in dir, den du ablehnst.

Ruhe und Gelassenheit – nicht Resignation und Unentschlossenheit.

Offenheit für eine neue Sichtweise – nicht Beharren auf alten Mustern.

Selbstliebe – die wahre Essenz der Liebe

Wenn du das Gefühl hast, nicht genügend geliebt zu werden, dann beziehst du dieses Gefühl auf die Zuwendung anderer Menschen. Durch dieses eingeschränkte Denken und deine vorgefasste Meinung von Liebe kannst du der Liebe nicht begegnen. Die Liebe ist eine Essenz, die darauf wartet, entdeckt zu werden. Du findest sie nicht nur in einer romantischen Zweierbeziehung. Jede Erwartung, die du hast, hindert dich zu lieben. Denn gerade durch diese Erwartungshaltung hast du immer wieder einen Grund, keine Liebe in deinem Leben zu empfangen. Wenn du bereit bist, der Liebe zu begegnen, wenn du von deinen Mitmenschen liebevoll und herzlich behandelt werden willst, dann behandle dich selbst liebevoll. Gehe mit offenen Augen durch die Welt. Schau dich um, genieße jeden Augenblick, aber versuche nichts und niemanden mehr zu bewerten. Es werden sich immer mehr Möglichkeiten ergeben, dich selbst zu lieben.

Die beste Möglichkeit sich selbst zu lieben, bietet sich im Alltag, am Arbeitsplatz, in den Familien, im Urlaub, beim Sport. Immer dann, wenn du Personen triffst oder in Situationen kommst, die nicht deinen Erwartungen entsprechen, und du ärgerlich reagierst, überprüfe dich selbst, warum dich etwas stört. Hast du es in dir entdeckt, kannst du die Situation in einem neuen Licht betrachten.

Sei denen dankbar, die sich von dir entfernen. Gönne ihnen ihr neues Leben, behalte sie in liebevoller Erinnerung und du wirst durch Annehmen der neuen Situation eine neue Erfahrung und auch andere Menschen kennenlernen, die dich auf dem Weg zur Selbsterkenntnis begleiten. Jede neue Erkenntnis führt dich mehr zu dir selbst. Siehst du dein Leben als ein Spiel, dann wirst du immer weniger andere kritisieren, denn jede Kritik, die du in deinem Herzen trägst, führt dazu, dass du dich nicht geliebt fühlst und dich selbst kritisierst. Sei dankbar für jeden Augenblick, fühle diese innere Zufriedenheit und genieße sie bewusst. Es werden sich immer mehr Gelegenheiten bieten, in denen du ein Gefühl des Angenommensein spürst. Jedes Gefühl der Akzeptanz verstärkt aber auch die Liebe in dir. Halte dein Herz offen für neue Möglichkeiten, gleichgültig, welche Bereiche es sind. Denn nur ein offenes Herz ist bereit, Altes loszulassen und Neues zuzulassen. Sobald du bereit bist für neue Erfahrungen, sind auch die Erfahrungen bereit, zu dir zu kommen. In diesem Zustand des »Sich-Öffnens« verändert sich deine Schwingung und du strahlst von innen heraus. Du brauchst jetzt keine äußeren Bedingungen, du bist bereit zum Empfangen.

Alles, was dich einengt – du fühlst es in deinem Herzen –, was dir Sorge bereitet, was du ablehnst, was du kritisierst, führt dich weg von dir selbst. Erkenne in dir selbst, dass es viele Wege und genauso viele Sichtweisen von derselben Situation gibt. Dadurch verstärkst du die Selbstliebe in dir.

Es wird immer wieder Situationen geben, in denen du glaubst, Kritik sei angebracht. Wo du glaubst, es gibt einen Schuldigen, der bestraft werden müsste, wo du dich ungerecht behandelt fühlst, wo du etwas ablehnst, weil es nicht deinen Wertvorstellungen oder Moralvorstellungen entspricht. Alle diese Maßstäbe wurden von Menschen gesetzt, die glauben, dass es nur eine Wahrheit gibt. Löse dich von den Meinungen und Vorstellungen anderer, überprüfe, ob sie deiner inneren Natur entsprechen und dich auf deinem Weg zur Erkenntnis unterstützen.

Du liebst dich nur dann wirklich, wenn du deine Besonderheiten, die dich ja ausmachen, wertschätzt.

Der Friedenszweig

Jedes Jahr wird vor Weihnachten das Friedenslicht von Bethlehem nach Österreich geholt. Das ist ein schöner Brauch, aber kann man das Friedenslicht von irgendwo herholen? Oder können wir das Friedenslicht nicht nur in uns selbst entzünden? Ist Frieden nicht vor allem ein innerer Zustand? Ein innerer Zustand, der sich auf das Äußere auswirkt. Nur innerer Frieden kann sich auch im Außen manifestieren.

Wenn wir ständig im inneren Kampf mit Andersdenkenden, Andersgläubigen, anderen Rassen sind, so ist Frieden nicht möglich. Wie oft kämpfen wir – verbal oder manchmal sogar tatsächlich – mit unseren Partnern, mit unseren Kollegen oder Mitarbeitern, mit unseren Vorgesetzten.

Oder kommen wir zu einem ganz besonderen Punkt, zu den Religionen. Der Mensch ist seit Jahrtausenden durch Religionen klein gehalten worden. Auch Jesus hat keine neue Religion gegründet, sondern hat durch sein Tun und Sein die Liebe verkörpert und wollte uns so die Liebe näher bringen. Aber was wurde daraus? Die Menschen wollten durch das Schwert, durch Missionierung, die Liebe verbreiten. Nicht der Liebe wegen, sondern der Macht wegen. Wenn Menschen unmündig, schuldig und ängstlich gehalten werden, kann man sie am besten manipulieren, formen. Das ist den Religionen bisher ganz gut gelungen.

Freude – schöner Götterfunken

Vieles, das bis jetzt geschrieben wurde, bezieht sich auf Erkenntnis. Die wichtigste ist die Liebe – die Liebe hat aber viele Zweige. Wie ein Baum, der sich entfaltet. Ein Zweig davon ist die Freude. Freude ist wie ein Lebenselixier, das uns in schwierigen Situationen hilft. Ohne Freude ist Heil-Sein oder Heilung nicht möglich. Viele Menschen sind depressiv, weil sie keine Freude mehr empfinden können – egal, ob diese Menschen am Existenzminimum oder im Überfluss leben. Beobachte dich einmal selbst, wie es bei dir mit der Freude ausschaut. Wie begeisterungsfähig bist du noch?

Der Funke ist in jedem Menschen, er wartet nur darauf, von uns wieder entfacht zu werden. Freude kann man nicht kaufen, nicht erlernen, man kann sie nicht messen, nicht zerlegen. Aber man kann sie spüren und in sich entzünden. Wenn du mehr Freude in dein Leben bringen willst, dann sei wie ein Kind, das noch frei seine Gefühle zeigt, das sich noch nicht von der Last der negativen Gedanken, von

Pflichten und Sorgen und von Horrormeldungen der Medien beeinflussen lässt. Bei Kindern spüren wir diese Freude oft noch, obwohl heute auch viele Kinder diese Unbekümmertheit nicht mehr ausstrahlen. Denn schon im Kindesalter werden sie gesteuert und manipuliert, damit sie in unser Gesellschaftssystem passen.

Vielleicht erinnerst du dich, wann du dich als Kind so richtig frei gefühlt hast? Hole dir in deinen Gedanken dieses Gefühl der Freiheit zurück. Wenn du jetzt sagst, schon als Kind hatte ich es nicht einfach, weil ich vielleicht ein lediges Kind war und mich meine Mutter weggegeben hat, oder wenn du sagst, ich wurde von meinem Vater misshandelt oder ich war ein Scheidungskind: So ist es endlich an der Zeit, diese belastenden Erfahrungen loszulassen. In dem Augenblick, in dem es dir gelingt, all die negativen Erfahrungen, die dich hinderten, ein glückliches Kind zu sein, loszulassen, kannst du ein glückliches erwachsenes Kind sein. Aber auch wenn du bis zum Eintritt in die Schule ein glückliches Kind warst und dann immer mehr zu einem funktionierenden Kind wurdest, weil die Schule und die Eltern dich unter Druck setzten, auch das kannst du loslassen. Du hast jetzt die Möglichkeit, dir ein neues Weltbild ohne Druck, Angst, Vorurteile zu erschaffen: durch dein Denken.

Bedingung für mehr Freude im Leben ist, dieser einengenden Sichtweise, dass nur Leistung und Macht uns zu glücklichen Menschen machen, keine Gedankenenergie mehr zu geben.

Schau dir einen Vogel an, mit welcher Leichtigkeit und Freude er fliegt. Schau dir die Bienen an, sie zeigen ihren Artgenossen durch Tanzen an, wo es genügend Blütenstaub gibt. Sie kennen keine Neidgedanken. Auch das gibt Freude, wenn wir Menschen helfen und unterstützen bei ihrem Tun, ohne Neid und ohne Angst, dass wir zu wenig dafür zurückbekommen.

In der Freude findest du Begeisterung, Freiheit, Vertrauen, es ist wie das Singen einer Nachtigall, die durch ein Lied sich selbst ein Ständchen bringt. Sie tut es für sich und gleichzeitig für ihre Zuhörer. Das, was du mit Freuden tust, ist der Ausdruck der Liebe zu dir und allen jenen, die du daran teilhaben lässt.

Freiheit – unser innerstes Gut

Jede Form von Freiheit ist ein Zugeständnis. Wenn du dir vorstellst, man könnte Freiheit mit den fünf Sinnen wahrnehmen, dann muss ich dich enttäuschen. Wenn du glaubst, Freiheit könnte erklärt werden, dann ist es ein Versuch, einen Begriff zu erklären, der mit Worten sehr schwer erklärbar ist.

Ich will es versuchen. Was ist also Freiheit?

Freiheit ist das, was wir verloren haben, aber nicht wissen, was es ist. Darum ist es auch so schwer, etwas zu finden, wenn man nicht weiß, was es ist und wo man suchen soll.

Freiheit ist nichts Materielles. Wenn es so wäre, würde es gleich zerlegt und analysiert werden und die Wissenschaft würde sofort von neuen Erkenntnissen sprechen.

Freiheit nur als politisches Ziel anzusehen, entwürdigt die Freiheit. Freiheit ist das innerste Gut jedes Menschen, das grundlegende Bedürfnis, das Wesen des Geistes und die Grundlage jeder Zivilisation. Nur der innerlich freie Mensch kann diese Freiheit auch im Außen leben. Jede Unterdrückung des freien Willens, jede Bevormundung, jede Regel nimmt uns einen Teil unserer Freiheit. Freiheit heißt, sein Leben eigenverantwortlich in die Hand zu nehmen. Wenn ich jedoch nicht eigenverantwortlich handeln will, wenn es für mich zur Belastung wird, kann Freiheit auch bedeuten, jemand anderen für mich entscheiden zu lassen und mich so völlig frei zu fühlen. Das heißt, Freiheit ist für jeden Menschen etwas anderes. Die Freiheit der Entscheidung ist ja auch mit Verantwortung verbunden. Und diese geben wir oft nur allzu gerne ab, an Politiker, an Mediziner, an die Kirche, an Vorgesetzte, an Partner.

Freiheit in einem System heißt, dass ich zu keinen Handlungen gezwungen werde, die sich gegen meine Überzeugung richten. Aber auch jede Form der Angstverbreitung richtet sich gegen die Freiheit und gegen die Selbstentscheidung des Einzelnen und kann als manipulativ angesehen werden. Dem Menschen ständig vorzuschreiben – z. B. in Landwirtschaft, Medizin, Religion usw. –, was er zu tun hat, entwürdigt die Freiheit und führt zu innerer Unfreiheit, die in weiterer Folge auch in der Gesellschaft ihre Auswirkungen hat. Ein freies System respektiert die Meinung des Einzelnen und nur dadurch kann der Einzelne auch das System respektieren. Alle Vorschriften – mögen sie nach außen hin noch so sinnvoll erscheinen – sind mit Vorsicht und von verschiedenen Blickwinkeln aus zu betrachten.

Um die Freiheit, von der in allen Bereichen des Lebens so viel abhängt, zu enträtseln, kann ich mich nicht allein auf philosophische oder verstandesmäßige Betrachtungen einlassen, sondern ich greife auf die Intuition zurück. Dieses innere Wissen, welches so sträflich vernachlässigt wird, ist Wegweiser für das, was wir verloren haben – es ist die Fähigkeit zu lieben!

Das große Geschenk der Freiheit ist somit das Geschenk des freien Willens.

Nimm dir auch die Freiheit heraus, in diesem Buch deine eigenen Erkenntnisse zu finden.

Einheit – der Kreis schließt sich

Der Kreis ist das Symbol der Einheit. Er umschließt Gegensätze, er ist nicht »entweder – oder«, sondern »sowohl – als auch«.

Das Gefühl der Trennung ist das größte Problem für uns Menschen, das Getrenntsein von anderen Menschen, von der Natur, von sich selbst. Das Gefühl der Trennung ist ein Kopfdenken. Das Herzdenken kennt kein Gefühl der Trennung. Alles Trennende führt zu Konflikten und Konflikte sind nicht ökonomisch. Sie können uns allerdings Anstoß zu Neuem geben. Aber trotzdem sollten wir uns immer zuerst fragen: »Was verbindet uns?« und sollten dem Verbindenden statt dem Trennenden mehr Energie geben.

Die Welt der Musik – die Welt der Schöpfung
Das Göttliche komponiert ein Musikstück. Das Göttliche hört, sieht, spürt »Es ist gut«. In dem Stück ist Leben, seine ganze Liebe, ist Schöpfergeist, ist Klang, ist Schwingung, Inspiration. Es erfüllt alles. Um dieses Stück aufzuführen, braucht es ein Orchester, einen Dirigenten, ein Publikum. Beginnen wir beim Dirigenten. Der ideale Dirigent wird sich mit dem Stück und dem Komponisten identifizieren. Er kennt jede Passage und fühlt sich zutiefst mit dem Komponisten verbunden – als wäre er selbst der Komponist. Das Orchester besteht aus unterschiedlichen Gruppen, wie Bläsern, Geigern, Cellisten und vielen anderen. Aber auch das Orchester identifiziert sich mit dem Stück, mit dem Komponisten, mit dem Dirigenten. Durch die Gemeinschaft ist das ganze Orchester beseelt von der Idee, den Gedanken des Komponisten auszustrahlen. Ein Stück aufzuführen heißt, dass jeder Einzelne dazu beiträgt, die Idee des Komponisten zu verwirklichen.

Worum geht es?

Wenn ein Komponist ein Stück komponiert, möchte er, dass es aufgeführt wird.

Zur Aufführung braucht es einen Dirigenten und ein Orchester, die eins werden in der Musik. Erst im perfekten Zusammenspiel verschmelzen sie zu einer großartigen Komposition, zur Einheit.

Die Verschmelzung des Männlichen mit dem Weiblichen

Unser Vater, der du bist, der du alle deine Töchter und Söhne in dir vereinigst,
lass uns die Welt und unser Dasein im Lichte deiner Liebe erstrahlen.

Die Menschheit und alle Lebensformen sind im Bewusstsein der Einheit bereit, nicht mehr zu trennen.
Alles ist verbunden durch das Sichtbare und Unsichtbare.
Das Zentrum des Universums ist nicht außerhalb unseres Denkens in einem fernen Himmel, sondern in uns und in allen Geschöpfen.
Die Kluft zwischen der geistigen Welt und der Welt der Materie ist durch die Zusammenführung der Gegensätze im Bewusstsein der Liebe nicht mehr vorhanden.
Die Zeit und die Materie, die uns von dir trennten, haben keine Macht mehr.
Die Zeit machte uns zum Sklaven, die Materie fesselte uns.
Doch jetzt, da sich die Kraft der Liebe durch dich in uns ausbreitet,
erwacht der neue Mensch.
Wir sind keine Bittsteller mehr, wir sehen dich nicht fern von uns, sondern in uns.
Alle Erfahrungen, die wir im Bewusstsein der Getrenntheit machen, dienen uns, damit wir uns in dir erkennen.
Das Reich – dein Reich – ist gekommen, weil wir nicht mehr getrennt sind von dir.
Wir wissen, dass die Kraft und die Herrlichkeit in uns wirksam werden, weil das, was wir ausgrenzen, ein Teil von dir und auch von uns selbst ist.
Weil wir erkennen, dass es nichts außerhalb von dir und von uns gibt, kann das, was wir ausgrenzen, wieder ins Licht deiner Gnade zurückkehren.

Unsere Mutter, die du bist, durch deine Liebe, die du uns schenkst, erwacht in uns die Flamme der Liebe.
Es ist jener Teil in uns, den wir ausgrenzen – das Mütterliche, Weibliche.
Doch du hast uns den Schleier, der unser Bewusstsein vernebelt, entfernt.
Alle Zustände und Erfahrungen, die wir ohne dich machen, haben ihre Auswirkungen.

Du bist das ewig Empfangende, das ewig Nährende und das ewig Gebärende.
Das Paradies – die Einheit – haben wir verlassen, um uns auf Wanderschaft zu begeben.
Wir haben den Segen des Vaters bekommen, doch dich haben wir zur Seite geschoben.
Dennoch bist du immer bei uns.
Das Leben, das du uns schenkst, ist ein Beweis deiner Liebe.
Diese Liebe ist bedingungslos. Wir haben dich nicht erkannt und dadurch verleugnet.
Die Natur, die du bist, sehen wir nicht, weil in unserem Bewusstsein nur das Männliche, Dominante, Kämpferische seinen Platz hat.
Diese Spaltung hat das Gleichgewicht der Kräfte gestört und geschwächt.
Doch jetzt, wo du dich immer mehr Menschen mitteilst, erwacht die Sehnsucht einer Menschheit, dich in ihr Herz aufzunehmen.
Die Missachtung der eigenen Natur, des eigenen Wesens, die Missachtung der Natur, die uns unsere Nahrung gibt, haben uns gezeigt, dass wir ohne dich nicht lebensfähig sind.
Jetzt, da der Kreis der Einheit sich schließt, da der Erkennende die Urkraft des Weiblichen mit dem Männlichen vereint, kann das erwartete Zeitalter des Lichts und der Liebe beginnen.

Sind wir ein Spielball des Schicksals?

Für jeden Menschen ist Leben etwas anderes. Es kann ein Spiel sein – ein Kinderspiel, ein Einzelspiel, ein Mannschaftsspiel, ein Lustspiel, ein Trauerspiel. Es kann Erkenntnis sein – wachsen, reifen, Erfahrungen sammeln, ein Lernprozess. Wie es den Körperkreislauf gibt, so gibt es auch den Lebenskreislauf. Das Denken mit dem Herzen gibt uns andere Möglichkeiten als das reine Verstandesdenken, unser Leben wird in andere – neue – Bahnen geführt.

Das, was wir unter Schicksal verstehen, ist das Resultat unserer Handlungen, Gedanken, von unserem kollektiven Bewusstsein wie Familie, Gesellschaft, Land, Umwelt, soziales und räumliches Umfeld. Wir alle sind eigenständige Wesen und doch eingebunden in ein kleines Kollektiv, das uns prägt, und in das große Kollektiv der Menschheit. Durch unser Denken und Handeln beeinflussen wir nicht nur uns, sondern auch unser unmittelbares Umfeld und in weiterer Folge die Gesamtsituation der Menschen und der Erde. Ist die Menschheit krank, ist auch die Erde krank – alles ist eins. So, wie wir versuchen, den Menschen zu heilen, so versuchen wir, die Erde zu heilen. Zum jetzigen Zeitpunkt reine Symptombehandlung oder Verschiebung des Symptoms in andere Bereiche.

Die unerschöpfliche, unendliche Weisheit lebt in jedem Menschen. Sie ist eine Kraft, die sich auf unterschiedliche Weise zeigt. Wir sind alle Geschöpfe eines kreativen Bewusstseins. Dies macht jeden von uns zu etwas Einzigartigem. Wir können unser Leben als ein Spiel sehen, ein Spiel mit vielen Mitspielern. Diejenigen, welche dieses Schauspiel nicht zu ernst nehmen, haben die besseren Voraussetzungen, eine für sie ideale Rolle zu finden. Aber jeder Spieler hat seine spezielle Aufgabe. Durch diese Einzigartigkeit jedes Spielers entstehen viele Spielvarianten. Um in diesem Spiel glücklich, zufrieden, erfolgreich zu sein, ist es wichtig, dass ich zuerst alleine für mich glücklich bin. Denn, wie könnte ich sonst ein gemeinsames Spiel erfolgreich mitgestalten? Dieses Einzelspiel, das ich für mich selbst spiele, ist sehr anspruchsvoll, denn es zeigt mir, ich bin auf mich alleine gestellt, es gibt niemanden, den ich beschuldigen kann, wenn es nicht so läuft, wie ich mir das vorstelle.

Jetzt kommt es oft vor, dass ich in ein Spiel einsteige, obwohl mir dieses Spiel schon langweilig ist. Trotzdem spiele ich mit – weil ich es kenne, weil es mir vertraut ist. Ein neues Spiel würde mich herausfordern, aber vor dieser Herausforderung fürchte ich mich. So spiele ich ununterbrochen das alte Spiel.

Um mich aus einem Spiel, das mir keine Perspektiven mehr bietet, zu befreien, habe ich die Möglichkeit, in dem alten Spiel eine neue Rolle zu übernehmen. Oder ich verändere mich und beginne ein neues Spiel. Wenn ich nicht bereit bin, eine dieser Veränderungen vorzunehmen, kommt der Anstoß oft von außen und gibt mir die Möglichkeit, durch eine Veränderung meiner Lebensumstände einen neuen Weg einzuschlagen, ein neues Spiel zu beginnen, in dem ich selbst glücklich bin, in dem ich meine eigene Lebensrolle spiele.

Viele Menschen suchen sich auch eine tragische Rolle aus, damit sie vom großen Helden befreit werden können, der ihnen ewige Seligkeit, Gesundheit, dauerhaften Frieden bringt. Immer das gleiche Theater. Dass wir so oft enttäuscht werden, wenn wir uns an Vorbildern orientieren, liegt daran, dass wir uns blenden lassen. Durch Versprechungen, durch verzerrte Darstellungen. Zuerst haben wir denen geglaubt, die uns das »Heil« versprechen, dann denen, die uns Sicherheit, Arbeit, Wohlstand, Gesundheit versprechen. Alle diese Schauspieler spielen doch nur diese Rollen, damit wir sie an »ihren Früchten« erkennen. Die Wölfe im Schafspelz wissen oft gar nicht, dass sie Wölfe sind, weil sie sich so stark mit ihrer Rolle identifizieren.

Ich gestehe jedem zu, so zu sein, wie er sein will, so zu denken, wie er denken will, das zu glauben, was er glauben will. Ich gestehe aber mir selbst das Gleiche zu. Ich gestehe mir selbst zu, aus einer Vielfalt von Spielvarianten meine Rolle für mich zu erkennen.

Im Grunde genommen ist unser ganzes Dasein ein Theater. Dieses Theater zu durchschauen ist mit ein Grund, warum ich dieses Buch schreibe. Ich schreibe über das »Erkenntnis-Theater«.

Sind wir das Produkt unserer Vergangenheit?

Wir alle wurden durch die Vergangenheit geprägt, können aber jetzt die Auswirkungen der Vergangenheit ändern. Wir gestalten durch »neues Denken und Handeln« unsere Zukunft. In dem Augenblick, in dem wir uns von belastenden Teilen unserer Vergangenheit gedanklich und emotional lösen können, haben wir Energie für das Jetzt und somit Energie für die Zukunft.

Vergangenheitsbewältigung heißt für mich, verzeihen zu können, aber auch Schuldgefühle abzulegen. Vergangenheitsbewältigung hat mit Selbstbewusstsein und Selbstachtung zu tun: Wenn ich immer einen Schuldigen suche und mich selbst bemitleide, fehlt es mir an Selbstachtung und Selbstbewusstsein. Aber auch dann, wenn ich mich immer schuldig fühle, fehlt es mir an Selbstliebe und Selbstbewusstsein.

Wir leben in einer Welt, in der es seit Jahrtausenden Kriege gibt. Alle diese Kriege werden aus Machtgier, Habgier oder aus ideologischen und religiösen Überzeugungen geführt. Dabei hört man von führenden Politikern Worte wie »gerechter Krieg« oder »heiliger Krieg«. Ich frage mich, was soll an einem Krieg gerecht oder heilig sein? Es gibt eine kleine Minderheit auf der Welt, der es nicht um Frieden, Liebe, Gleichheit, Brüderlichkeit, sondern um Macht und Kontrolle geht. Man braucht nur eine kleine Krise zu inszenieren und schon lässt sich der »kleine Mann, die kleine Frau« ganz leicht manipulieren. Man glaubt denen, die sich als Heilsbringer anbieten, gleichgültig, ob es religiöse oder politische Führer sind. Sobald dieses Spiel von einer breiten Masse einmal durchschaut wird, wird sie sich nicht mehr missbrauchen lassen.

Die, welche uns Angst machen und Schuldgefühle einreden, die uns mit Gesetzen manipulieren, brauchen für ihre Aktionen ja unmündige Bürger, damit sie selbst gut dastehen. Man kann einem Volk, einer Nation ständig ein schlechtes Gewissen einreden für das, was sie als Kollektiv in der Vergangenheit verbrochen haben.

Ihr ewig Gestrigen, lasst endlich die Vergangenheit ruhen! Aber auch ihr, die ihr die Vergangenheit verherrlicht, lasst sie endlich ruhen! Nicht die Vergangenheit bringt uns weiter, sondern die Gegenwart!

Ihr Politiker, Vertreter des Volkes, sagt einfach selbstbewusst eure Meinung, wenn ihr eine habt. Steht nicht schuldbewusst an dem Mahnmälern des Krieges und redet denen nach dem Mund, die von euch ein Schuldgeständnis erwarten. Und begreift endlich, dass wir keine Friedenstruppen irgendwohin schicken müssen, wenn wir in uns den Frieden gefunden haben.

Die Zeit ist jetzt, das heißt nicht mehr zurückschauen, sondern die Gegenwart mit Selbstbewusstsein gestalten!

Die Verbindung von altem und neuem Wissen

Heil-Sein heißt »auf allen Ebenen heil sein«. Heilung beginnt im Geist. Die Medizin des 21. Jahrhunderts wird eine ganzheitliche Medizin sein, sie wird altes und neues Wissen verbinden. Sie bezieht wieder Erkenntnisse ein, die immer schon im menschlichen Geist vorhanden waren. Erkenntnisse von Hippokrates, Sokrates, Platon, Paracelsus, Hahnemann und auch Erkenntnisse der Schamanen und Urvölker. Dieser Prozess der Ganzheitlichkeit ist nicht mehr aufzuhalten, da auch über die Quantentheorie und die Zellforschung neue Erkenntnisse einfließen und wissenschaftliche Beweise – für die, die sie brauchen – möglich sind.

Alle Behandlungsmethoden, ob schulmedizinisch, komplementär, alternativ, energetisch, geistig, spirituell, homöopathisch und so weiter, sind wichtig, da wir uns alle auf unterschiedlichen Bewusstseinsebenen befinden und dadurch verschiedene Zugänge haben. Unserem jeweiligen Bewusstseinsstand entsprechend bedeutet Gesundheit »Heilung auf allen Ebenen« oder »Schmerzbekämpfung und Symptombeseitigung«.

Für manche Menschen bedeutet Heilung auch, wenn sie z. B. ein Spenderorgan bekommen haben und einige Jahre damit weiterleben können. Im mechanistischen Weltbild ist das ICH der Körper und dieser kann durch Ersatzteile wieder funktionstüchtig gemacht werden. Das stimmt aus dieser Sicht. Ich möchte auch niemanden überzeugen, dass wir mehr sind als der Körper.

Erkenntnis kann niemals durch Überzeugung vermittelt werden, sondern nur durch Selbsterfahrung und inneres Wissen.

Wir schöpfen aus einem unendlichen Reservoire, das nicht Erklärungen sucht, sondern den jeweiligen Zustand so annimmt, wie er ist. Es gibt unendlich viele Möglichkeiten, etwas zu bewirken. Die unerschöpfliche Weisheit ist kreativ und expansiv.

Quantenwelt

Die Quantenwelt ist eine Welt der Rätsel und doch führt sie uns zu einem zugrunde liegenden universellen Code, der nichts anderes ist als »Information«.

Alle Theorien, die sich der Mensch ausgedacht hat, basieren auf einem materialistischen Weltbild, das auch seine Berechtigung hat, wie wir wissen. Die Kräfte, die das materialistische Weltbild kennt, wie Anziehungskraft, Schwerkraft und dergleichen, sind Kräfte der Materie. Alle diese Kräfte sind vorhanden, sagen aber nichts aus über geistige Kräfte. Die geistigen Kräfte sind Kräfte eines in uns schlummernden Bewusstseins, das darauf wartet, wieder entdeckt und geweckt zu werden. Einen Ansatz zum Geistigen liefert uns die Quantentheorie, die Verbindungen sucht von Materie und Geist.

Der Physiker und Visionär Hans-Peter Dürr zählt zu den renommiertesten Quantenphysikern der Gegenwart und erhielt 1987 den alternativen Nobelpreis. Er beschreibt die Quantenwelt als eine Welt, in der es keine Gegenstände, keine Materie gibt, also Dinge, die wir angreifen können. Es gibt nur Bewegung, Prozesse, Verbindungen, Informationen. Es gibt nur ein Beziehungsgefüge, ständigen Wandel, Lebendigkeit, alles hängt mit allem zusammen, alles kommuniziert miteinander. Es existiert nur Zusammenhang und Verbindung, ohne materielle Grundlage – wir könnten es auch Geist nennen. Etwas, was wir nur spontan erleben und nicht greifen können. Die Felder in der Quantenphysik sind nicht nur immateriell, sondern wirken in andere, größere Räume hinein, die nichts mit unserem vertrauten dreidimensionalen Raum zu tun haben. Es ist ein reines Informationsfeld – eine Art Quantencode. Dieses Informationsfeld ist nicht nur innerhalb von uns, sondern erstreckt sich über das gesamte Universum. Laut Professor Dürr zeigt uns die Quantenphysik, dass die Wirklichkeit ein großer geistiger Zusammenhang ist und dass Welt und Zukunft offen sind. Sie sind voller Möglichkeiten. Darin steckt viel Ermutigung und Optimismus. Wir leben in einer viel größeren Welt, als wir annehmen, und wir können diese Welt gestalten!

Was ist Wirklichkeit?

Wenn wir ein Foto von uns machen, sehen wir ein Bild von uns, wir erkennen uns auf diesem Foto und doch ist es nur ein Bild von uns. Genauso ist es mit der Wirklichkeit um uns und in uns. Wir erkennen alles um uns und unseren Körper als Wirklichkeit. Und doch sind wir aus einer hochdimensionalen Wirklichkeit nur ein Bild – eine Illusion, genau wie unser Foto. Hinter dieser Illusion liegt ein unendlicher Raum, unser Bewusstsein. Unser Bewusstsein ist ein Teil dieser Unendlichkeit. Unsere Wirklichkeit erweitert sich, wenn wir aus diesem dreidimensionalen Raum, in dem wir uns befinden, heraustreten und in das Unendliche eintauchen. Durch das Eintauchen in das Unendliche eröffnet sich uns ein allumfassendes Wissen, gepaart mit Weisheit.

Wie können wir unsere jetzige Wirklichkeit, die wir als wahr erkennen, mit der unendlichen Weisheit verbinden?

Aus dieser Scheinrealität können wir uns lösen, wenn wir erkennen, dass es außer dieser Realität, in der wir leben und gefangen sind, noch andere Realitäten gibt.

Bleiben wir vorerst in dieser uns vertrauten Realität. Wir leben in Gemeinschaften, Familien, einem sozialen Umfeld. Wir haben Freunde, Bekannte, wir leben in einem bestimmten Ort, Land. Wir gehen einer bestimmten Tätigkeit nach, wir machen Urlaub, in der Freizeit beschäftigen wir uns mit Sport oder anderen Aktivitäten, einige sind gesund, andere machen uns krank. Dann gibt es die finanziell Reichen und die finanziell Armen, es gibt Junge und Alte, Hierarchien in allen Bereichen nach dem Motto »Ober sticht Unter«. Dann gibt es Politiker, die sich unsere Vertreter nennen, und es gibt Religionen, die in unserem Gesellschaftssystem eine große Rolle spielen. Und zum Schluss möchte ich noch die Bereiche Wissenschaft, Medizin, Technik, Landwirtschaft, Umwelt und die Medien anführen. All das ist unsere Realität – oder anders gesagt, all das schafft Realität.

Wir leben miteinander in einer großen Gemeinschaft. Diese Gemeinschaft setzt sich aus verschiedenen Institutionen und Interessensgruppen zusammen, viele mit dem Ziel, das eigene Interesse über das Interesse der Gemeinschaft und das Gemeinwohl zu stellen. Zwischenmenschliche Interaktionen bestimmen unser Leben. Einige dieser Beziehungen erfüllen uns mit Freude, andere mit Sorge und Abneigung. Unsere Beziehungen sind der wichtigste Teil unserer Wirklichkeit. Diese Beziehungsprobleme sind der Hauptgrund, dass die Realität so ist, wie sie sich uns zeigt. Doch es liegt in der Hand jedes Einzelnen, seine Realität so zu verändern, dass sie dem eigenen und dem Gemeinwohl dient. Unsere Vorstellungen und Wünsche über Erfolg, glückliche Partnerschaft, Freude, Frieden, Gesundheit entspringen unserer Geisteshaltung.

Unsere Vorstellungen und unser Denken erschaffen die Wirklichkeit!

Unsere Vorstellungen und unser Denken entspringen der Gesamtheit der auf uns einwirkenden Kräfte. Wir übernehmen sehr oft Gedanken durch die Gesellschaft, durch die Medien, ohne sie zu hinterfragen. Dieses einfache Hinnehmen hindert uns daran, die eigene Realität zu gestalten. Besteht unser Leben aus Zufällen, auf die wir keinen Einfluss haben? Oder sind wir dem Spiel der Kräfte ausgesetzt, die eine dahinterliegende Macht lenkt? Ich bin davon überzeugt, dass es keine Zufälle gibt, sondern dass wir all das erleben, worauf wir Resonanzen haben, das wir selbst anziehen.

Was eine höhere Macht betrifft, glaube ich – nein, weiß ich – dass es sie gibt. Aber diese Kraft hat uns die Macht der freien Entscheidung gegeben, dass wir unser Leben und unsere Realität so gestalten, dass sie im Einklang mit dem großen Ganzen sind. Wir haben aber auch die Macht, unser Leben und unser Dasein so zu gestalten, dass es zum Chaos wird. Beides ist möglich. Durch das Erkennen unserer Macht erkennen wir auch, welche große Verantwortung jeder Einzelne von uns hat.

Jeder Gedanke ist eine Schöpfung

Woher kommen unsere Gedanken? Sie entspringen unseren Erfahrungen, die wir im Laufe unseres Lebens selbst gemacht haben, aus Erlerntem und Übernommenem. Aber tief in unserem Inneren ist auch ein Wissen gespeichert, das schon immer vorhanden war und erst durch bestimmte Ereignisse oder Begegnungen wieder zum Vorschein kommt.

Welchen Einfluss haben wir auf unsere Gedanken? Gedanken sind nicht unserem bewussten Willen unterworfen. Sie sind frei. Sie kommen, wenn wir nur Beobachter sind, wenn wir glücklich, traurig, zornig, ängstlich sind. Erst durch das Bewerten der jeweiligen Situation geben wir den Gedanken Kraft – und unser Innerstes will uns alles erfüllen. Es fragt nicht, ob es gut oder schlecht für uns ist. Die meisten Menschen können ihre Gedanken und Wünsche nicht realisieren, weil sie ihr Denken nicht beherrschen. Sie denken hin und her und zerstreuen so das wunderbare schöpferische Potenzial ihrer Gedanken.

Wenn Menschen von einem Arzt oder Therapeuten zum anderen gehen und sich sagen »Mir kann niemand helfen«, so hat dieses Denken Kraft. Auch das ist Glaube und will sich verwirklichen. Manche Menschen sind in ihrem Denken so versteinert, sie haben einen Schutzmantel angelegt, sie wollen gar nicht sehen, wo sie ein mentales oder emotionales Problem haben, weil dann müssten sie etwas tun, z. B. ihre jetzige Lebenssituation verändern. Das würde heißen, Gewohntes aufzugeben, die angebliche Sicherheit zu verlassen. Es kann aber auch heißen, alles in einem anderen Licht zu sehen, eine neue Sichtweise zu bestehenden Lebenssituationen zu gewinnen.

Der Religiöse, Gläubige hofft auf ein Wunder, durch das er gesund wird. Der »Realist« baut auf Kapazitäten, auf Operationen, auf die moderne Medizin. Ein Großteil der Menschen will schnell reich werden, am besten durch einen Lottogewinn, der Einsame den idealen Partner finden. Keiner dieser »Gläubigen« fragt sich, was kann ich selbst dafür tun? Es wird auf Gott, Kapazitäten, Wunder, auf das Glück, auf den Zufall, aber nicht auf sich selbst vertraut.

Wir sind Schöpfer. Das heißt, wir sollten uns nicht wundern, wenn Dinge passieren, die aus Gedanken der Angst entstanden sind, und dass dann genau jene Dinge passieren, die wir am meisten fürchten. Viele Menschen haben in ihrem Denken auch ein Bild von Mangel. Sie erkennen die Fülle in sich selbst nicht und fühlen sich dadurch auch nicht wirklich wert, die Fülle im Außen zu leben.

Wie kann ich nun meine Schöpferkraft aktivieren?

Indem ich den Zustand des Bewertens verlasse. Denn nur im Zustand der Harmonie und der bedingungslosen Liebe komme ich zu neuen Erkenntnissen und Erfahrungen, die mich zur Freiheit führen.

Intuition – die Wahrnehmung außerhalb unserer fünf Sinne

Intuition schafft Verbindung von unserem rationalen Bewusstsein zu unserem Unterbewusstsein. Aber leider bringt man schon Kinder dazu, ihre Intuition zu vergessen. Wir haben gelernt, dass das einzige

Wissen, das etwas wert sei, aus der Außenwelt stamme und durch unsere fünf Sinne zu erfahren sei. Schon in der Schule bringt man uns bei, zu denken, nicht zu fühlen und nur das zu schätzen, was mit Vernunft und Verstand verarbeitet werden kann. Auf unseren Universitäten und in der Welt der Wissenschaft gelten nur wissenschaftlich bewiesene Fakten. Alles bezieht sich auf die Materie.

Intuition ist eine völlig andere Art von Wissen, es ist die Wahrnehmung jenseits der körperlichen Sinne. Die Intuition bietet uns Wissen an, das wir für unsere Kreativität und Inspiration nutzen können. Es handelt sich um einen geistigen Prozess, der Körper, Herz und Seele einbezieht. Die Intuition hat Zugang zu einem viel größeren und tieferen Wissensreservoir. Sie bedient sich der schöpferischen Kräfte des Universums, die in uns und um uns existieren.

Das heißt aber nicht, dass der maskuline, rationale Verstand abzulehnen ist, sondern dass man ihn in enger Verbindung mit der Intuition benutzen sollte. Der Verstand kann eingesetzt werden, um neugierig und ohne Vorurteile Fragen zu stellen, die die Intuition aufgeworfen hat.

Denn auch wissenschaftliche Beweise sagen im Grund nur etwas über den derzeitigen Stand der Wissenschaft aus, dass es dazu auf wissenschaftlicher Basis keine anderen Erkenntnisse gibt, dass es wissenschaftlich noch nicht erforscht wurde bzw. dass es derzeit nur in geringem Maß möglich ist, im feinstofflichen Bereich wissenschaftliche Beweise zu erbringen. Ist die Liebe erforscht?? Gibt es dazu wissenschaftliche Beweise?

Mit dieser Anschauung soll aber nicht jede Meinung anderer verworfen werden, sondern sie soll uns dabei helfen, aus der Fülle von Informationen und Überzeugungen das herauszufiltern, was unserem Bewusstsein, unserem Herzen, unserer Vernunft und unserer eigenen Erfahrung entspricht.

Es ist nicht Sache der Intuition, etwas zu beweisen.
Die Intuition weiß, dass es so ist.
Wenn jemand Beweise haben will, dann ist es der Intellekt.
Also ist es Sache des Intellekts, zu beweisen.

Wissenschaft und Fortschritt

Wenn man die Wissenschaft wertfrei betrachtet, so erkennt man in dieser Wissenschaft zwei Gegensätze. Die eine Seite schafft Fortschritt, die andere erschafft neue Probleme durch diesen Fortschritt. Diese Wissenschaft, die einseitig starr ist, glaubt, dass alle Probleme die Auswirkungen irgendwelcher äußeren Umstände sind. Sie erkennt noch nicht, dass sie es selbst ist, die die Probleme erst erschaffen hat.

Die Wissenschaft jetzt zu beschuldigen, sie wäre der alleinige Urheber aller Probleme, wäre sicher unfair. Die Wissenschaft forscht seit Jahrhunderten, um die Wünsche und Sehnsüchte der Menschen zu befriedigen. Sie reagiert auf den Traum einer Menschheit, die sich aus der Einheit losgelöst hat. Wie es das Gleichnis des verlorenen Sohnes zeigt, der sich aus der Sicherheit des Vaterhauses (in unserem Fall aus der Einheit mit der Natur) gelöst hat, um außerhalb der Einheit seine Erfahrungen zu machen. Diese Erfahrungen sind ihm eine Lehre und er bringt diese Erfahrungen mit in die Einheit. Das ist Evolution – wenn ich aus meinen Erfahrungen lerne.

So sollte es doch auch das Ziel der Wissenschaft sein, neue Wege zu gehen, neues Denken zuzulassen, um zu neuen Erkenntnissen zu gelangen. Eine Wissenschaft, die von sich behauptet, nach dem letzten Stand zu agieren und Erkenntnisse, die sie nicht versteht, ausgrenzt, ist erneuerungsbedürftig. Wir können die immer wiederkehrenden Probleme nicht mit den gleichen Mitteln bewältigen, die bisher keinen Erfolg gebracht haben. Krankheiten zu bekämpfen und Kriege zu führen ist nicht mehr sinnvoll, abgesehen davon, dass es niemals sinnvoll war. Jeder Krieg, jedes Bekämpfen führt zu neuem Kampf und zu neuen Problemen. Krieg und Krankheiten entstehen, wenn der optimale Nährboden geschaffen wird. So ist es auch möglich, den richtigen Nährboden für Gesundheit und Frieden zu schaffen. Um dies zu erreichen, braucht es neue Strategien, bei denen der Mensch und die Natur im Mittelpunkt stehen. Was nützen die besten Waffen, wenn durch ihre Anwendung neue Krisenherde geschaffen werden, neue Krankheiten entstehen. Das Friedensreich ist keine Utopie, es wird auch nicht im Himmel, sondern in uns errichtet. In diesem Reich wird niemand ausgeschlossen. Dieses Reich steht jedem offen.

Wenn wir davon ausgehen, dass Wissen gelehrt und weitergegeben werden kann, dann ist es jenes Wissen, das auf dem Wissen anderer aufbaut. So komme ich zu Wissen, das ich als wahr annehme, wenn ich mich nicht intensiv damit beschäftige und diese Lehrmeinung hinterfrage. Erst durch ständiges Hinterfragen einer gängigen Meinung kommt man zu einer neuen Erkenntnis – das ist Fortschritt. Mein ganzes Bestreben geht dahin, dass ich aufmerksam das Wirken von Politik, Medizin, Wissenschaft und Religion verfolge, meine eigenen Schlussfolgerungen ziehe und somit immer weniger geprägt bin von den Lehrmeinungen der Gesellschaft und der Masse.

Wäre es nicht Zeit für einen Paradigmenwechsel?
Die Aufgabe der Wissenschaft ist die Lösung von Problemen. Leider werden aber als Rätsel bevorzugt Probleme angegangen, von denen vermutet wird, dass eine Lösung für sie existiert und mit Hilfe der bekannten Lösungsregeln auch gefunden werden kann.

Wenn nun über einen längeren Zeitraum an zentralen, gesellschaftlichen Stellen Probleme auftreten, sollte man doch eigentlich beginnen, über die wissenschaftlichen Grundlagen – die Paradigmen – zu diskutieren. Eine solche Krise kann zu einem Paradigmenwechsel führen. Die Krise in unserem Gesundheitssystem könnte ein guter Anlass dafür sein.

Wissenschaftliche Beweise?

In den Medien wird zwar immer häufiger über erfolgreiche Energiearbeit bei Sportverletzungen berichtet – aber immer mit dem Zusatz, dass es dafür ja keine wissenschaftlichen Beweise gibt. Oder das Ganze wird im Bereich der Esoterik angesiedelt. Aber was heißt Esoterik? Es heißt nichts anderes als »Wissen, das von innen kommt«. Im Gegensatz zu Exoterik, das das erlernte und erworbene Wissen von außen ist.

Beginnt »Neues Denken« nicht immer damit, dass es zwar verblüffende Ergebnisse, aber noch keine wissenschaftlichen Beweise dafür gibt? Ist es nicht gerade das Neue, das Unbekannte, das uns zu neuen Ufern aufbrechen lässt? Ist es nicht ein wesentlicher Teil der Wissenschaft, dass man Unwissen eingesteht und sich sogar darüber freut, weil Unwissen eine Herausforderung darstellt und Anlass zu weiterer Forschung gibt. Hat es nicht auch einmal geheißen, die Erde wäre eine Scheibe?

Für vieles gibt es wissenschaftliche Beweise. Medikamente sind wissenschaftlich getestet und versprechen Heilung. Aber wie wir wissen, reagiert jeder Mensch unterschiedlich auf krankmachende Reize, aber auch auf therapeutische Behandlungen, auf Medikamente. Das heißt, es gibt unterschiedliche Neben- und Wechselwirkungen. Können diese bei Tests berücksichtigt werden? Nein – die wissenschaftlichen Beweise zu den Wechselwirkungen bei Einnahme von mehreren Medikamenten fehlen. Die kann es auch nicht geben, da wir Menschen alle unterschiedliche Voraussetzungen haben und unterschiedlich reagieren. So verschieden, wie wir Menschen sind, so verschieden wirken auch die Medikamente und sind die Nebenwirkungen. Der Körper wird massiv gestört. In unserer westlichen Welt befindet sich ein Großteil der stationär behandelten Patienten aufgrund von Medikamentennebenwirkungen im Krankenhaus.

Im Grunde genommen sind mir aber wissenschaftliche Beweise nicht wichtig, denn was wirklich zählt, sind Ergebnisse – gleichgültig, ob sie wissenschaftlich nachweisbar oder erfasst sind. Denn »Die Wissenschaft von heute ist der Irrtum von morgen«.

Ein kleines Beispiel zum Thema Wissenschaft:

Die Hummel hat 0,7 Quadratzentimeter Flügelfläche bei einem Gewicht von 1,2 Gramm. Nach den uns bekannten Gesetzen der Aerodynamik ist es unmöglich, bei einem solchen Verhältnis zu fliegen. Die Hummel weiß das aber nicht. Sie fliegt einfach.

Mir ist wichtiger, unwissenschaftlich gesund als wissenschaftlich krank zu sein!

Dazu passt der Fall von Franz R., einem ehemaligen Leistungssportler. Franz ist aktiver Tennisspieler, Schifahrer, Golfer und so weiter. Er war beim Schifahren gestürzt und hatte sich am Knie verletzt. Er konnte nur mehr unter Schmerzen und mit Krücken gehen, wollte aber auf keinen Fall ins Krankenhaus. Er ließ sich von Michael Gruber gleich von der Piste weg zu mir bringen. Nach einer energetischen Behandlung ging es ihm wesentlich besser und er wurde wieder nach Hause gebracht. Am nächsten Tag bekam er starke Schmerzen und er überlegte, ob er nicht doch ins Krankenhaus gehen sollte. Er entschloss sich aber, noch zuzuwarten. Einen Tag später waren seine Schmerzen schlagartig weg und er konnte wieder ohne Probleme seinen diversen Sportarten nachgehen. Neugierig, wie er ist, wollte er aber doch wissen, welche Art von Verletzung das gewesen sei und ließ sich im Krankenhaus eine MRT machen. Dort stellte man fest, dass er einen Kreuzbandriss, einen Seitenbandeinriss und eine Fraktur des Schienbein-Gelenkkopfes hatte. Die MRT-Aufnahme zeigte einen Zustand des Beines, der absolut nicht seinem Befinden entsprach. Der Primar riet ihm, mindestens sechs Wochen zu pausieren, eine Schiene zu tragen und den Fuß zu schonen. Franz zeigte dem Arzt daraufhin, dass er alles mit seinem Bein machen konnte. Er ließ sich auch nicht abhalten, seinen Sport in gewohntem Umfang zu betreiben unter dem oben genannten Motto: »Mir ist wichtiger, unwissenschaftlich gesund als wissenschaftlich krank zu sein.« Es müssen hier andere Mechanismen gewirkt haben.

Eine Wissenschaft, die sich selbst beschränkt

Ich sehe die Medizin, wie sie derzeit betrieben wird, als eine Wissenschaft, die sich in ihren Möglichkeiten selbst beschränkt. Sie sieht sich als unfehlbar und alleine für die Gesundheit zuständig.

Wenn sie dennoch an die Grenzen ihrer Möglichkeiten stößt, erfindet sie lateinische Formulierungen, die eigentlich nichts aussagen, wenn man sie übersetzt. Um aus dieser Begrenztheit herauszukommen, sollte auch die Medizinwissenschaft die Zeichen der Zeit erkennen. Obwohl die Zeichen nicht zu übersehen sind, ist diese Medizin von ihrem Ego so gesteuert, dass sie alles ablehnt, was ihrem Standesdenken und auch der Industrie, die dahintersteht, widerspricht. Wie agiert nun eine Medizin, die von sich behauptet, den Menschen zu dienen? Sie versucht, die Krankheitssymptome zu betäuben und zu bekämpfen. Das führt natürlich zu immer neuen Symptomen. Der Grundgedanke ist richtig, dass Symptome und Beschwerden beseitigt werden sollten. Wer will schon gerne Einschränkungen und Schmerzen haben? Das Fatale aber ist, dass vieles bekämpft wird, das gar keine Beschwerden macht, weil die Medizin davon ausgeht, dass es bestimmte Normwerte gibt, die nicht über- oder unterschritten werden dürfen. Diese Normwerte werden immer wieder beliebig korrigiert, weil die Gesundheits- und Pharmaindustrie, die dahintersteht, bestrebt ist, ständig ihre Gewinne zu erhöhen und noch mehr Abhängige zu schaffen. Das gelingt ihr ganz gut. Nebenbei werden immer wieder neue Epidemien vorausgesagt oder erfunden. Das wirkt natürlich bei ängstlichen Menschen besonders gut.

Die Angst zu erkranken erzeugt ein Gefühl der Ohnmacht. Sie erzeugt eine negative Vorstellung. Diese Vorstellung wird zu einem Bild, das zur Realität wird. Durch Medien, Bücher, Freunde, durch ständiges Wiederholen und durch Warnungen der »Gesundheitsspezialisten« ist das Gehörte, Gelesene auf einmal Tatsache für den ängstlichen Menschen, er identifiziert sich mit der Krankheit und deren Folgen. Daraus entsteht die Angst vor einer unsichtbaren Gefahr und je mehr er dagegen ankämpft, umso schneller tritt die Gefahr in Erscheinung. Je mehr man ein Übel bekämpft, umso stärker wird es. Denn man stärkt das Übel durch die eigene Vorstellungskraft. Das Unglück kommt durch das Bemühen, es zu verhindern.

Welche Studienrichtung wähle ich?

Ich bin dabei, das Studium Liebe, Intuition, Friede, Freiheit, Freude, Mitgefühl, Hoffnung immer mehr zu intensivieren. Leider gibt es auf unseren Universitäten diese Studienrichtungen nicht, so bin ich gezwungen, mir diese inneren Weisheiten als Autodidakt anzueignen. Da ich erkannt habe, dass gerade Liebe und Mitgefühl die größte Heilkraft besitzen, so habe ich mich entschlossen, weiter in Sachen »Liebe« zu forschen. In der Welt der äußeren Erscheinungen habe ich sie nicht entdeckt. So habe ich weitergeforscht, und siehe da, ich habe sie in einem verborgenen Winkel meines Herzens entdeckt. Dieses Gefühl zu lieben ist »neutral«, es entsteht in dir, man kann es nicht messen oder analysieren, es ist an kein Gegenüber gebunden. Es ist einfach da. Es beflügelt dein ganzes Sein. Es macht dich frei.

Wo bleibt die Logik, wo der gesunde Menschenverstand?

Vieles hat mich in den vergangenen Jahren bewegt und sehr nachdenklich gemacht. Wir leben in einem Land mit einem der besten Gesundheitssysteme – so wird uns gesagt. Für jede Diagnose gibt es die passenden Rezepte. Wenn Medikamente nicht mehr helfen, gibt es eine kleine Operation. Wenn die erste Operation nicht hilft, dann muss man sich einer zweiten unterziehen und dann noch einer und noch einer und noch einer. Wenn auch das nichts hilft, dann muss eben das Knie, die Hüfte, das Herz, die Niere ausgetauscht werden. Viele schätzen sich glücklich, dass es eine so hervorragende Medizin gibt und Gott sei Dank haben wir ja ein großes Ersatzteillager für Hüfte, Knie und Herzklappen. Und wenn es dann zu Komplikationen oder gar zum Tode kommt, z. B. bei einer Herzkatheder-Untersuchung, so wird das oft vorurteilsfrei hingenommen. Es war halt Pech oder es ist ein Kunstfehler passiert.

Wenn nun diese Operationen an Knie, Hüfte, Schulter und so weiter zu keiner Besserung führen, so fragen viele »Systemhörige« nicht, warum der erwünschte Erfolg nicht eingetreten ist. Sie wurden ja von einem der besten Spezialisten operiert. Doch jede Operation ist ein Eingriff. Probleme werden nur scheinbar gelöst. Man kann davon ausgehen, dass etwas korrigiert wird. Doch dass durch die Operation neue Probleme entstehen können, ist nur jenen bewusst, die das Ganzheitliche des Körpers und die Einheit des Menschen in ihrem bewussten Denken annehmen können.

Das, was der Großteil der Menschheit als Behandlung versteht und auch wünscht, ist die Reparatur einer Störung. Dieses Denken führt nicht zur Heilung. Reparatur und Heilung sind nicht das Gleiche. Heilung heißt Erkenntnis. Heilung ist ein innerer Prozess, der nicht nur auf der Ebene der Materie stattfindet, sondern auf allen Erfahrungsebenen, die wir durchlaufen. Doch die Ebene der Materie ermöglicht uns, eine weitere Stufe der Bewusstwerdung zu erklimmen.

Die Einheit und die Intelligenz des Körpers

Am Beispiel meiner Arbeit mit Sportlern sieht man, wie es möglich ist, Menschen ohne wochenlange Therapien zu besserer Gesundheit oder Heilung zu führen.

Die Zeit ist reif für neues Denken. Auch die Ärzte und all die Menschen, die gesehen haben oder am eigenen Leib erlebt haben, dass es möglich ist, durch Aktivierung (und nicht Betäubung) der eigenen Lebenskraft zu schnellem und auch nebenwirkungsfreiem Erfolg zu kommen, sollten darüber vorurteilsfrei berichten und nicht wegschauen. Es gibt schon viele Bücher, in denen Menschen darüber berichten, wie sie mit Hilfe von Energie- und Bewusstseinsarbeit wieder gesund wurden, zum Beispiel das Buch »Unterwegs in die nächste Dimension« von Clemens Kuby, der querschnittgelähmt war. Er hat es geschafft, wieder gesund zu werden, indem er sein Bewusstsein veränderte und aus dem Massenbewusstsein ausgestiegen ist, das uns vermittelt, Querschnittlähmung sei nicht heilbar. Clemens Kuby sagt: »Der Mensch trägt unendlich viele Möglichkeiten der Selbstheilung in sich. Ob er sie durch geistige oder materielle Mittel aktiviert, hängt davon ab, woran er glaubt, was sein Bewusstsein für wahr und nicht wahr hält. Wirklichkeit ist das, was wirkt.« [Kuby 2006]

In meinen Vorträgen und Seminaren stelle ich immer wieder fest, dass viele Menschen mit dem Begriff »Einheit des Körpers« wenig anzufangen wissen.

Was ist nun die Einheit des Körpers? Unter Einheit verstehe ich, dass alles mit allem verbunden ist, d. h. jedes Organ ist mit jedem anderen Organ, mit jedem Muskel, jeder Sehne, jedem Knochen und so weiter verbunden. Das erklärt auch, warum z. B. Knieschmerzen oft durch eine energetische Blockade, die von einem Organ ausgeht, ausgelöst werden. Ist diese energetische oder emotionale Blockade angesprochen und gelöst, sind oft spontan die Schmerzen weg.

Hier möchte ich ein Beispiel bringen, wie intelligent der Körper ist.

Hannes K., ein Kraftsportler, kam zu mir mit einer gerissenen Achillessehne. Er hatte mich nach seinem Unfall nicht gleich erreicht und kam daher erst nach einer Woche zu mir. Vorher war er im Krankenhaus, wo man ihn sofort operieren wollte. Das lehnte er ab. Er kam also und wir begannen mit der Arbeit. Die Achillessehne konnte man nicht ertasten, sie war irgendwo in der Wade. Was tat ich? Ich brachte in sorgsamen Schritten das Energiesystem des ganzen Körpers in einen ausgewogenen Zustand. Ich spürte, dass Hannes sehr großes Vertrauen zu mir, zu sich selbst und zu seinem Körper hatte. Nach einer Woche rief er mich an und fragte, ob es normal sein, dass er einen starken Zug in der Wade spüre. Ich hatte ein gutes Gefühl und sagte ihm, dass das schon in Ordnung ist. Und so war es auch. Nach einer weiteren Woche hatte sich die Achillessehne selbstständig mit der Ferse verbunden und war an ihrem angestammten Platz. Hannes war schmerzfrei und wieder voll aktiv.

Wenn derartige Dinge passieren, so ist das kein »Wunder«, sondern nur die Kraft der Natur, die in uns wirken kann, wenn bestimmte Voraussetzungen gegeben sind. Diese Voraussetzungen sind so vielfältig, dass man ein riesengroßes Betätigungsfeld hätte, wenn man die Natur im Menschen wirklich erforschen wollte.

Felix Gottwald hat in seinem Buch »Ein Tag in meinem Leben« darüber berichtet, wie wir durch Aktivieren seiner Lebenskraft seine Knieprobleme lösten. Doch auch bei seinem Leistenbruch konnten wir durch unsere innere Überzeugungskraft bewirken, dass keine Operation notwendig war, sondern die Heilung auf geistiger Ebene passierte. Vorher hatte er einen Schulmediziner kontaktiert, der ihm sagte, es gäbe zwei Arten, die Operation durchzuführen. Felix antwortet ihm, er wähle die dritte Variante. Welche das wäre, wurde er gefragt. Er sagte, er wähle »nicht operieren«.

Wenn geistige, energetische Heilung passiert, kann es manchmal sein, dass auf Körperebene noch etwas sichtbar ist, z. B. auf einem Röntgenbild. So etwas beunruhigt natürlich, denn das logisch Sichtbare ist für die meisten Menschen die einzige Realität.

So war es auch bei einer Handverletzung, die sich Felix beim Langlaufen zugezogen hatte. Er war von einem anderen Athleten abgedrängt worden und zu Sturz gekommen. Die Hand war ziemlich geschwollen, als er zu mir kam, und er war sicher, dass das Einrichten sehr schmerzhaft werden würde. Aber bei der Behandlung fiel er in einen tranceähnlichen Zustand und spürte kaum etwas. Eine Woche später ist Felix wieder gestartet und belegte den zweiten Platz bei einem Weltcup-Bewerb. Er fiel auch bis zum Ende der Saison nicht aus. Er hatte erkannt, dass dieser Unfall durch sein »Bewerten und Urteilen« bestimmter Vorkommnisse passiert ist. Nach der Saison ließ sich Felix rein interessehalber ein Röntgenbild seiner Hand machen. Darauf war ein Kahnbeinbruch erkennbar, obwohl er keinerlei Beschwerden mehr gehabt hatte. Der Arzt riet ihm zu einer Operation, aber das kam für Felix natürlich nicht in

Frage. Nach einiger Zeit ließ er nochmals ein Röntgenbild machen, das aber keinerlei Anzeichen eines Bruches mehr zeigte.

Wie entsteht Massenbewusstsein?

Jemand hat einen bestimmten Gedanken und publiziert diesen Gedanken als seine »Erkenntnis«. Je bekannter dieser Mensch ist, desto eher greifen Medien das Thema auf, denn sie sind grundsätzlich an Schlagzeilen und Sensationen interessiert, unabhängig davon, ob es für die Menschen hilfreich ist oder nicht. Über diverse Medien wird also eine Idee in die Bewusstseinsfelder der Menschen gebracht und mutiert – wenn diese Idee nur lange genug publiziert, beworben und ausgestrahlt wird – zum Massenbewusstsein. Das gelingt jedoch nur, wenn der Einzelne nicht kritisch hinterfragt. (Siehe auch Kapitel »Werbung, die unter die Haut geht«)

Nehmen wir als Beispiel eine Querschnittlähmung. Nach derzeitigem Massenbewusstsein, das auf Erkenntnissen beruht, die seit Jahrzehnten in medizinischen Fachzeitschriften, Lehrbüchern und anderen Medien publiziert werden, ist die Heilung eines Querschnittgelähmten nicht möglich (siehe auch Kapitel »Die Einheit und die Intelligenz des Körpers«, Beispiel Clemens Kuby). Bei meiner Arbeit mit Querschnittgelähmten habe ich immer wieder gehört, dass nach der Diagnose »Querschnittlähmung« zwar gewisse Therapien angeboten werden, die Hauptaufgabe wird aber darin gesehen, den Menschen bestmöglich auf ein Leben im Rollstuhl vorzubereiten. Ein Denken an Heilung wird auf Seiten der Ärzte überhaupt nicht mehr in Erwägung gezogen. Wie soll dann ein Patient die Kraft aufbringen, an Heilung zu denken? Er ist voll in dieses Massenbewusstsein eingeklinkt.

Erkenntnis und Wahrheit

Erkenntnisse, die von außen kommen, betrachten wir oft nur deshalb als Wahrheit, weil die Mehrheit der Menschen sie als Wahrheit anerkennt. Je mehr wir uns selbst bewusst sind, desto mehr klinken wir uns jedoch aus diesem Massenbewusstsein aus und werden eigenständige, selbstbewusste Menschen. Und je selbstbewusster wir sind, desto weniger wird das Massenbewusstsein Einfluss auf uns haben und wir werden immer mehr Dinge hinterfragen.

Das neue Zeitalter ist ein Zeitalter der Selbsterkenntnis und der Selbsterfahrung. Wenn man Menschen fragt, warum sie an etwas glauben, ob an Gott, Medizin, Wissenschaft oder Politik, so bekommt man sehr oft ausweichende Antworten. Die meisten Menschen sind durch ihre Erziehung und durch ihr soziales Umfeld geprägt und haben viele Dinge niemals hinterfragt, sie sind nie zu einer ganz persönlichen und individuellen Sicht der Dinge gekommen. Sie wurden zu angepassten Mitläufern.

Auf welcher Kraft basiert das Leben?

Basiert es auf einer inneren Kraft, die durch eigene Erfahrungen begründet ist, oder ist es ein Glaubensbekenntnis, das uns von Medien und Systemen vorgekaut wird und das für jeden Menschen gleich passen soll? Die Erkenntnis und innere Befreiung kann nur von uns selbst kommen. Mit dieser Anschauung soll aber nicht jede Meinung anderer verworfen, sondern aus der Fülle von Informationen und Überzeugungen das herausgefiltert werden, das dem eigenen Herzensbewusstsein entspricht.

Denn nicht die »Strafe Gottes« trifft dich, sondern es sind deine eigenen Gedanken und Taten, die zu dir zurückkehren. Was die verschiedenen Religionen, Konfessionen und andere Glaubensgemeinschaften als das Böse, als Teufelswerk verdammen, sind in Wahrheit die eigenen inneren Konflikte. Diese inneren Konflikte sind über Generationen weitergegeben worden und warten darauf, erlöst zu werden. Nicht Gott ist es, der dich vom Bösen befreit, sondern du selbst kannst dich befreien. Und zwar durch die Erkenntnis, dass das Böse nicht außerhalb von dir ist, sondern durch deine Gedanken und Taten in dir entsteht.

Dialog mit unserer Seele

Menschsein heißt leben – aber das Leben besteht aus Wechselseitigkeit und Veränderung. Das Menschsein verbindet uns alle miteinander. Intuition ist ein Dialog mit unserer Seele. Die Seele sucht nach Erkenntnis und spiritueller Entfaltung.

Wir durchlaufen Prozesse der Erkenntnis, der Enttäuschung, Angst, Motivation, Krankheit. Oft sind es schmerzhafte Erfahrungen, die tiefe Erkenntnisprozesse auslösen. Gerade die leidvollen Erfahrungen können uns zu tiefen seelischen Erkenntnissen führen. Schmerzhafte Erfahrungen können uns den Anstoß zu mehr Flexibilität geben, unseren derzeitigen Standpunkt zu hinterfragen und zu verändern. Diese Erfahrungen würden wir wahrscheinlich nie machen, wenn alles im gleichen Trott dahingehen würde. So wird man oft zum Handeln gezwungen.

Oft fragen sich Menschen, warum gerade ich? Warum muss ich so viel leiden?

Die Antwort kannst du dir nur selbst geben. Ein ausgeglichener Mensch wird weniger leidvolle Erfahrungen machen als ein Mensch, der in seiner Vorstellung auch in den kleinen Dingen immer etwas Negatives sieht. Wenn ich Menschen frage, die gesund sind oder auch solche, die gesund alt geworden sind, dann höre ich immer das Gleiche: Sie hätten versucht ein zufriedenes Leben zu führen, sich selbst vertraut und außerdem hätten sie immer darauf geachtet, mit allen Menschen gut auszukommen. Neid und Hass wäre ihnen fremd und auch die Eifersucht habe sie nie geplagt. Und noch etwas bekomme ich immer zur Antwort – die Mediziner mögen mir verzeihen, wenn ich es so direkt schreibe – sie hätten immer einen weiten Bogen um jeden Arzt gemacht. All diese Menschen haben eines instinktiv gemeinsam: Sie vertrauen auf die Selbstheilung oder sind gläubig in dem Sinne, dass sie auf die eigene Kraft vertrauen, das heißt für mich, auf das Göttliche vertrauen.

Wunder – das ganze Leben ist Wunder

Die Bedeutung des Begriffes »Wunder« hat sich im Laufe der Geschichte aus seiner engen religiösen Umklammerung gelöst. In der beschränkten Sichtweise der Materie ist alles, was wir nach den uns bekannten Naturgesetzen nicht erklären können, ein »Wunder«.

Laut Duden sind Wunder außergewöhnliche, den Naturgesetzen oder aller Erfahrung widersprechende und deshalb der unmittelbaren Einwirkung einer göttlichen Macht oder übernatürlichen Kräften zugeschriebene Geschehen, Ereignisse, die Staunen erregen. Als zweite Definition bietet der Duden an: *»Ein Wunder ist etwas, was in seiner Art, durch sein Maß an Vollkommenheit, das Gewohnte, Übliche weit übertrifft, sodass es große Bewunderung, großes Staunen erregt.«*

Für mich ist die ganze Schöpfung ein Wunder und dass ich in einer Welt der Vielfalt durch meine Gedanken und Handlungen Mitgestalter dieser Erde sein und an dieser Schöpfung teilnehmen darf. Durch die Eigenverantwortung, die ich für mich erkenne, weiß ich, dass auch ich mitverantwortlich bin, wie diese Welt aussieht. Aus der Erfahrung weiß ich, dass alles, was geschieht, nicht einem Wunder zuzuschreiben ist, sondern dass Kräfte wirken, die in uns selbst vorhanden sind, die wir aber größtenteils vergessen haben und erst dabei sind, sie wieder zu entdecken. Es sind die Kräfte der Liebe, des Vertrauens und die Kraft des Geschehenlassens, die uns ermöglichen, immer neue Wunder zu erleben und neue Wunder zu erfahren. Jeder Mensch ist ein Wunder für sich, denn das Göttliche im Menschen ist nicht an eine Person gebunden, sondern das Göttliche im Menschen ist allezeit. Ich sehe eine neue Welt, in der es keine Wunder mehr gibt, denn das Wunder selbst ist es, das sich offenbart in den Taten und Gedanken jedes Einzelnen von uns.

Das Weltbild ist ein ganzes geworden, in dem es nichts mehr gibt, was es nicht geben soll. Kein Verstandesdenken hat uns dort hingeführt, sondern das Intuitive, das in uns verschüttet war. Durch die Aktivierung des neuen Bewusstseins ist eine Kraft vorhanden, die uns neue Wege öffnet und neue Erkenntnisse bringt.

Niemals geschah, geschieht, wird eine Heilung geschehen, wenn nicht auf der Ebene der Seele die Bereitschaft dazu besteht. Das heißt, wenn ich weiß, dass hinter meinen körperlichen Beschwerden eine emotionale Komponente verborgen ist, werde ich versuchen, diese zu ergründen. Ich werde niemals nur auf die klassische Schulmedizin und einseitiges Denken setzen.

Heilung passiert, wenn intuitiv ein bestimmter »Ton« in dir zum Schwingen gebracht wird, ein Kanal geöffnet wird für neue Erkenntnisse. Unterstützung von außen können dir nur Menschen geben, die völlig in sich selbst ruhen und verbunden sind mit allem, was ist. Erst wenn dieser Ton in dir zum Schwingen gebracht und dieser Kanal geöffnet wurde, wird Heilung passieren – aus dir selbst heraus. Du bist immer – ohne Ausnahme – dein eigener Heiler.

Alles ist Schwingung. So hat auch jeder Mensch seine eigene Schwingung und seine eigenen »Frequenzen«, auf denen er erreichbar ist. Diese Schwingung ist nicht immer gleich, sie verändert sich durch unsere Gedanken. Es gibt Menschen, die ein sehr großes Schwingungsspektrum haben und gewisse Schwingungen zur Heilung abrufen können.

Wenn die Bereitschaft besteht, auf der Geistebene geheilt zu werden, dann passiert Heilung auch auf der Körperebene. Eine Heilung auf der Körperebene heißt aber noch nicht, dass sie auch auf der Geistebene passiert. Heilung auf der Körperebene heißt vorerst, dass ein Symptom verdrängt oder beseitigt wird.

Für die meisten Menschen ist alles ein Wunder, das sie sich mit herkömmlichem Denken nicht erklären können. Wenn etwas nicht erklärbar oder begreifbar ist, wird es abgelehnt. Erst wenn etwas immer wieder passiert und man nicht mehr darüber hinwegsehen kann, wird es langsam akzeptiert. Oder wenn es der Wissenschaft gelingt, einen Beweis dafür zu finden. Hätten sich die Menschen vor 200 Jahren vorstellen können, dass es Flugzeuge gibt? Oder dass es möglich ist, über riesige Distanzen drahtlos miteinander zu sprechen? Genauso ist es für viele nicht nachvollziehbar, dass es Spontanheilungen gibt, dass Knochen, Bänder, Sehnen innerhalb kürzester Zeit wieder zusammenwachsen, dass Tumore sich von selbst auflösen. Aber all dies geschieht, seit es Menschen gibt. Unabhängig, welchem Kulturkreis oder welcher Religion sie angehören.

Für mich ist es nach meiner langjährigen Erfahrung nicht mehr nachvollziehbar, dass Sportler noch immer fünf bis sechs Monate nach einem gerissenen Kreuzband oder nach Knochenbrüchen pausieren müssen. Ich habe oft genug erlebt, dass Sportler gerade nach diesen Verletzungen innerhalb kürzester Zeit wieder einsatzfähig sind – ohne chirurgischen Eingriff und ohne Spätfolgen.

Immer wieder wird seitens der Medizin versucht zu beweisen, dass Geistheilung Placebo oder irgendein Humbug ist. Dabei wäre es wichtiger zu ergründen, warum Heilung passiert. Welche Kriterien spielen bei Heilungen – wirklichen Heilungen mit nachweisbaren Ergebnissen – eine Rolle? Auf der einen Seite gibt es die etablierte Medizin, die sehr von der Pharmaindustrie abhängig ist, auf der anderen Seite alternative Heilmethoden, wobei immer wieder das Wort »Wunderheiler« zu hören ist. In dieser Sparte gibt es wie in jedem anderen Beruf begabte und weniger begabte Menschen, aber keine Wunderheiler.

So habe ich am 14.11.08 auf Pro 7 eine TV-Sendung zum Thema »Geistheilung versus Schulmedizin« gesehen, in der eine Schauspielerin ersucht wurde, mit von ihr erfundenen Ritualen eine Patientin mit Kreuzschmerzen zu »behandeln«. Diese Demonstration sollte zeigen, ob Geistheilung nur Schwindel ist oder ob doch etwas dran ist. Das Ergebnis war, dass die Patientin, die glaubte von einer Heilerin behandelt worden zu sein, nach dieser Behandlung keine Schmerzen mehr hatte.

Was passierte in diesem Fall?

Die Patientin kam mit einem Gefühl der Zuversicht, mit dem Gefühl »da kann mir jemand helfen« zur angeblichen Therapeutin. Das Ritual, das die Schauspielerin gekonnt zelebrierte, bewirkte, dass die Frau in einen angenehmen Zustand der Entspannung und des Vertrauens kam. Die Folge war, dass der Körper in diesem Zustand die eigenen Kräfte mobilisieren konnte, sodass die Frau schmerzfrei wurde. Ob oder wie lange die Beschwerdefreiheit andauert, dafür kann kein Therapeut, aber auch kein Arzt Garantien abgeben, denn der Mensch ist ständig mentalen und emotionalen Belastungen ausgesetzt. Manche können damit besser umgehen, manche weniger gut.

Es ist immens wichtig, dass der Patient Vertrauen zum behandelnden Arzt oder Therapeuten hat. Auch zur gewählten Methode sollte er Vertrauen haben. Das Allerwichtigste ist aber, dass der Mensch zu sich selbst Vertrauen hat und weiß, dass er selbst sein Heiler sein kann. Und damit sind wir beim wichtigsten Punkt angelangt: Die Schulmedizin sagt, nur sie darf heilen, viele Heiler sagen, sie könnten heilen.

Ich sage nochmals ganz klar: Jeder Mensch ist sein eigener Heiler! Anders ausgedrückt: Der innere Heiler ist in uns selbst! Somit ist jeder Heiler!

Die Schulmedizin kann für alle Menschen, die mit alternativen Methoden arbeiten, in einem wichtigen Punkt als Vorbild gelten: Sie entlässt den Patienten vor jedem Eingriff in die Selbstverantwortung. Der Patient muss unterschreiben, dass er die Einwilligung zur Operation bzw. Behandlung gibt und alle Risiken selbst zu tragen hat. Wenn ein Patient fünf Mal oder öfter operiert werden muss – es ist immer wissenschaftlich abgeklärt. Ob der Patient ein Bein verliert, ob er gelähmt bleibt, ob er einen Seitenausgang bekommt, ob er zu Tode geimpft wird: Alles ist wissenschaftlich fundiert. Diese Art von Wissenschaft kann uns nicht in eine gesunde Zukunft führen!

Vielleicht bin ich jetzt zu emotional geworden. Aber wenn man immer wieder mit Leid und Leiden konfrontiert wird, wenn mir immer wieder solche Fälle unterkommen, dann frage ich mich natürlich, wie hätte das vermieden werden können.

Amputiertes Bein von Kurt C.:
Ein Mann kam zu mir, dem man vor sechs Jahren ein Bein amputiert hatte. Seit dieser Operation hatte er furchtbare Phantomschmerzen, gegen die er regelmäßig starke Schmerzmedikamente nahm. Er erzählte mir, dass er eigentlich wegen einer Gefäßoperation ins Krankenhaus gegangen war und als er aus der Narkose aufwachte, fehlte ihm sein linker Unterschenkel. Es war eine Amputation unterhalb des Knies gemacht worden. Das alles war natürlich laut Auskunft der Ärzte wissenschaftlich abgesichert und nach dem letzten Stand der Wissenschaft getan worden.

Doch das alles nützte dem Patienten nichts. Er war nicht darauf vorbereitet gewesen, ein Bein zu verlieren. So war auch in seinem Bewusstsein sein Unterschenkel noch immer vorhanden. Diese Einstellung bewirkte, dass sich der Schmerz in seinem Unterbewusstsein als Phantomschmerz in seinem nicht vorhandenen Bein zeigte. Durch die Trennung des Beins vom Körper war auch die Energie abgeschnitten worden. Doch Energie geht nicht verloren. Sie hatte nur ihren Standort gewechselt. Sie zeigte sich verstärkt im anderen Bein. Durch einen energetischen Ausgleich floss die Energie wieder in das nicht vorhandene Bein. Nach dieser Behandlung setzte er sich auf und ließ sein Bein von der Massageliege herunterbaumeln. Er hatte das Gefühl, dass auch das nicht vorhandene Bein wieder da wäre. Er sagte, dass sich beide Beine gleich schwer anfühlten, und dass es ihm so vorkomme, als ob er wieder ganz normal gehen könnte. Das war natürlich nicht möglich. Aber mit seiner Beinprothese hatte er nun ein ganz anderes Gefühl der Stabilität und er konnte nach seinem Empfinden sogar den nicht vorhandenen Fuß abrollen. Was für ihn aber noch wichtiger war: Er hatte keine Phantomschmerzen mehr.

Wir sind an der Schwelle des 21. Jahrhunderts angelangt. Das vergangene Jahrhundert hat durch den gewaltigen Fortschritt in der

Technik viele Erneuerungen gebracht. Wie wir wissen, nicht immer zum Wohle der Menschen. Dieses neue Zeitalter wird uns helfen, neue Entwicklungen zu machen, aber aus einer Erkenntnis der Einheit. So sehe ich auch, dass wir auf geistige Ressourcen zurückgreifen werden, die uns Dinge ermöglichen, die wir zum jetzigen Zeitpunkt als reine Fantasie bezeichnen würden. Ich spreche von Materialisation. Materialisation heißt, dass Energie in Materie umgewandelt wird, sodass es uns möglich sein wird, auch abgetrennte Körperteile wieder zu materialisieren. Damit so etwas passieren kann, muss die Menschheit ihre geistigen Kräfte neu entdecken und anwenden.

Kann Glaube heilen?

2008 wurde ich vom ORF gefragt, ob er in der Sendung »Kreuz und Quer« einen Beitrag über meine Arbeit bringen dürfe. Es ging um das Thema »Kann Glaube heilen?«

Nach einem Interview mit mir und diversen Außenaufnahmen an einem See, bei denen ich bei energetischen Körperübungen gefilmt wurde, brachten sie den Fall eines fünfzehnjährigen Burschen. Hannes war vor einem halben Jahr mit seinem Vater auf Empfehlung von Abfahrtsweltmeister Michael Walchhofer zu mir gekommen. Er hatte sich beim Schifahren Schien- und Wadenbein gebrochen, ging auf Krücken und hatte einen Spaltgips. Ich behandelte ihn auf meine Weise und er konnte gleich danach problemlos sein Bein belasten. Er ging ohne Gips und ohne Krücken wieder nach Hause. Hannes ist ein richtiger Naturbursche, der in diesem Filmbeitrag ganz natürlich erzählte, dass er an »so etwas« eigentlich nicht geglaubt hätte. Aber er hatte es selbst erlebt und einfach akzeptiert.

Nun zur ursprünglichen Frage dieses Beitrags, nämlich »Kann Glaube heilen?«

Um diese Frage zu beantworten sollten wir zuerst einmal definieren, was ist »Glaube«?

Laut Wikipedia bedeutet Glauben: »*... im philosophischen und speziell im erkenntnistheoretischen Sinn ein Für-Wahr-Halten eigener Wahrnehmungen, Überzeugungen (Glaube, Dogma, Paradigma) und Schlussfolgerungen, die jedoch nicht logisch zwingend sein müssen. Dieses Für-Wahr-Halten bedarf nicht zwingend objektiver Begründung und kann subjektiv sein.*«

Glaube ist also das Für-Wahr-Halten übernommener oder eigener Überzeugungen, religiöser oder kultureller Lehren. Die Lehren entsprechen immer der Zeit und der Kultur, in der sie entstanden sind. So haben sich die Menschen auch Götter nach ihrem Denken erschaffen und es entwickelten sich in den unterschiedlichen Kulturkreisen verschiedene Religionen. Es gab Zeiten, in denen die Menschen jedem Ereignis, jedem Gefühl einen Gott zugeordnet haben. Es gab den Gott oder die Göttin der Liebe, des Krieges, des Meeres, der Heilkunst, des Weines, der Schönheit und viele andere – Gefühle waren mit Göttern belebt. All diesen Göttern hat man auch menschliche Eigenschaften zugeordnet. Andere Kulturkreise und Naturreligionen haben Gott in allem gesehen, sie sprachen vom »Großen Geist« und von Gott, der in allem enthalten ist. Diese Kulturen achteten auch die Natur und alle Lebewesen. Sie fühlten sich als Teil eines großen Ganzen. Für die abrahamistischen Religionen wie Judentum, Christentum, Islam gilt der Ein-Gott-Glaube. Sie sehen in Gott einen Richter, der über gute und schlechte Taten und über Belohnung oder Bestrafung in einem fernen Himmel entscheidet. Und jede dieser abrahamistischen Religionen erhebt für sich den alleinigen Wahrheitsanspruch. Dieses Denken führte und führt auch heute noch zu vielen Kriegen im Namen der Religion. Kriege, die nicht immer mit Waffen ausgetragen werden, sondern die verbal und subtil geführt werden, aber deshalb nicht weniger verletzend sind. Ich möchte hier nicht auf die unterschiedlichen Gruppierungen in den einzelnen Religionen eingehen, das würde den Rahmen des Buches sprengen. Ich möchte nur noch den Buddhismus erwähnen. Auch hier gibt es verschiedene Richtungen, aber vor allem gehört zum Buddhismus, im Gegensatz zu den anderen Religionen, der Gedanke der Reinkarnation, die sagt, dass der Mensch nicht nur einmal, sondern immer wieder geboren wird, bis er zur Vollendung gelangt und somit aus dem Rad der Wiedergeburt aussteigt.

Jede Überlieferung durch Propheten und Seher entspricht immer dem Bewusstsein, das sie uns übermittelt. So sind auch die gechannelten Nachrichten, wie sie in Esoterikkreisen bekannt sind, Informationen, die dem Bewusstsein des Empfängers entsprechen. Seit Tausenden von Jahren suchen Menschen nach der Wahrheit, doch die Wahrheit, die sie finden oder glauben, gefunden zu haben, wird immer nur die eigene Wahrheit sein, denn es gibt sie nicht, die »absolute Wahrheit«. Hinter jeder Wahrheit findest du eine weitere.

Jetzt komme ich wieder auf die Ausgangsfrage zurück und beantworte die Frage ganz klar mit JA. Aber ohne eigenes Zutun oder Erkennen, warum ich krank bin, was mich krank macht, ohne an die eigene Kraft in sich zu glauben, den Heiler in sich zu aktivieren, wird es nicht gehen. Heilung passiert durch Veränderung des Denkens, der Lebenssituation und durch Vertrauen. Vertrauen in sich selbst oder auf eine allumfassende Macht, die man auch als Gott bezeichnen kann. Diese allumfassende Macht nenne ich LIEBE.

Ich habe nach jahrelanger Erfahrung, die ich im In- und Ausland gemacht habe, festgestellt, dass Heilung weder an eine bestimmte Religion noch an ein bestimmtes Glaubensbekenntnis und weder an einen »guten« noch an einen »schlechten« Menschen gebunden ist. Heilung passiert nicht allein auf der Ebene der Materie, sondern auf der Ebene der Gefühle und Gedanken, auf einer emotionalen, mentalen, geistigen, spirituellen Ebene und im Glauben an die eigene Kraft.

Es kann durchaus geschehen, dass ein gläubiger Mensch furchtbar leiden muss, obwohl er selbst um Heilung betet und für ihn gebetet wird. Genau so kann es passieren, dass ein »Nichtgläubiger« von einer schweren Krankheit geheilt wird, obwohl er im herkömmlichen Denken ja kein gläubiger Mensch ist. Was wir unter Heilung verstehen, bezieht sich immer nur auf den Körper. Doch es gibt auch die geistige Heilung, das heißt, ein Mensch kann »geheilt« sein, heil sein, obwohl er unsere physische Welt verlässt. Auf einer höheren Ebene des Bewusstseins gibt es den Tod nicht. Alles ist ein ewiger Kreislauf. Aus diesem Verständnis heraus kann man dieses Leben als Erkenntnisweg sehen, der uns zu einer neuen Stufe des Bewusstseins führt. Wenn ich über diese Dinge schreibe, fühle ich mich keiner Religion zugehörig oder verpflichtet, sondern es ist ein tiefes inneres Wissen, das ich spüre. Dieses Wissen hat nichts mit Gläubigkeit zu tun, nichts mit Frömmigkeit, sondern mit Erkenntnis.

Ganzheitliches Denken

Lange glaubte ich, dass positives Denken heißt, auch in negativen Dingen und Situationen den positiven Aspekt zu erkennen. Heute denke ich darüber anders. Es braucht mehr als sogenanntes positives Denken, um den Körper zu heilen oder sein Leben in geordnete Bahnen zu bringen. Wenn ich Situationen als »positiv« oder »negativ« beurteile, dann bin ich im Zustand des Bewertens. Ich sollte die Vorkommnisse vielmehr unter dem Aspekt betrachten »Was will mir diese Situation sagen?« Oft haben wir uns in eine Zwangslage gebracht und unsere Aufgabe besteht darin, uns daraus wieder zu befreien. Durch die Befreiung lösen wir uns aber nicht nur von dem, was uns in diese Lage gebracht hat, sondern sie führt uns zu neuen Erkenntnissen. Und darum geht es – es geht nicht um Bewertung, sondern um Erkenntnis.

Ich sehe die Welt nicht getrennt in eine positive und eine negative, sondern in eine Welt, in der beide Kräfte miteinander wirken. Im Gleichen ist auch das Ungleiche enthalten. Ich möchte damit sagen, dass das Negative wichtig ist, um das Positive zu erkennen. So gibt es für mich auch nicht den Begriff »positiv denken«, sondern »ganzheitlich denken«. Ganzheitlich denken bedeutet, dass ich mir alle mir zugänglichen Seiten ansehe und dann entscheide.

Das einseitige Denken setzt zum Beispiel auf Früherkennung, um gegebenenfalls Störungen, die sich im physischen Körper zeigen, rechtzeitig auszumerzen. Das einseitige Denken hinkt nach, weil einseitiges Denken nur die Materie und nicht den allumfassenden Geist und die Energie des Menschen berücksichtigt. Einseitiges Denken ist starr, fixiert, ausgrenzend, rechthaberisch. Es arbeitet mit Angst und Zweifel.

Ganzheitliches Denken setzt auch auf Früherkennung. Aber das ist eine andere Art von Früherkennung als die propagierten Vorsorgeuntersuchungen: Bevor sich Störungen im physischen Körper manifestieren, zeigen sie sich schon im Energiekörper. Nähere Erklärungen dazu im Kapitel »Energetische Gesundheitsvorsorge«.

Ganzheitliches Denken wirkt sich in allen Bereichen des Lebens aus, weil ganzheitliches Denken versucht, alles aus verschiedenen Blickwinkeln zu betrachten. Ganzheitliches Denken öffnet das Herz. Ganzheitliches Denken heißt, dass unsere innere Natur und der Kosmos, der wir sind, in uns als Menschen ihren Ausdruck finden.

Die klassische »Vorsorge- oder Gesunden-Untersuchung«

Eine Vorsorge-Untersuchung ist immer eine Momentaufnahme. Möglicherweise wird bei dieser Untersuchung ein Defizit, ein Ungleichgewicht festgestellt und es wird sofort mit Medikamenten, Therapien oder Operationen dagegengesteuert. Der Körper bekommt keine Chance, sich selbst zu regulieren. Es findet somit ein Eingriff von außen statt. Unser Körper strebt aber nach Einheit und danach, sich selbst zu heilen, er hat Selbstheilungskräfte, deren Ausmaß uns nicht bewusst ist. Mit dem Eingriff von außen wird ein Prozess in Gang gesetzt, der den Körper schwächt und seine Möglichkeiten der Selbstheilung reduziert. Sinnvoll wäre es – wenn ein Eingriff absolut notwendig erscheint – den gesamten Menschen vor einem Eingriff energetisch zu stärken. Erfahrungsgemäß hat das aber sehr oft zur Folge, dass der Eingriff gar nicht mehr notwendig ist.

Unser Körper verändert sich ständig durch Schock, Stress, Ärger, Angst, Hass, Neid, aber auch durch Freude und vor allem durch LIEBE, also können Gefühle und Emotionen unseren Körper krank machen oder auch heilen. Die aktuelle Gesundheitsvorsorge geht davon aus, dass Früherkennung hilft, Krankheiten in einem Stadium zu erkennen, in dem man sie scheinbar noch erfolgreich bekämpfen kann. Es gibt sicher viele Menschen in deinem Bekanntenkreis, von denen du gehört hast, dass sie bei einer Gesundenuntersuchung waren und einen Tag später einen Herzinfarkt hatten. Oder Frauen, die jedes halbe Jahr ihren Krebsabstrich machen ließen und trotzdem innerhalb der nächsten Monate an Krebs erkrankten. Ich möchte niemandem von einer Vorsorge-Untersuchung abraten, denn viele Menschen beruhigt es und sie sehen es als eine Art Freibrief, so weiterleben zu können wie bisher. Viele halten es auch für verantwortungslos, nicht regelmäßig zu Kontrolluntersuchungen zu gehen.

Es kommt immer wieder vor, dass Menschen zu mir kommen und mir berichten, dass sie »pflichtgemäß« bei einer Vorsorge-Untersuchung gewesen wären, obwohl sie sich eigentlich gesund gefühlt hätten. Doch die Angst, vielleicht an einer unheilbaren Krankheit zu leiden, und die massive Werbung in den Medien, dass rechtzeitig erkannte Krankheiten besser »bekämpft« werden können, hatten sie dann doch bewogen, zu einer Vorsorge-Untersuchung zu gehen. Und allzu oft erlebe ich dann, dass diese Menschen als schwer krank heimgeschickt oder sofort operiert oder auf ein Dauermedikament eingestellt werden. Dieses Phänomen beschäftigt mich sehr, denn man kann den körperlichen – aber auch den mentalen – Verfall dieser Personen sehr deutlich sehen. Es geschieht innerhalb von Tagen nach diesen Erlebnissen.

Dazu meine eigene Geschichte.

Im Jahr 1985 – ich war 40 Jahre alt – ging ich als vermeintlich pflichtbewusster Mensch zu einer Vorsorge-Untersuchung. Leider oder aus schulmedizinischer Sicht Gott sei Dank wurde ein sehr stark erhöhter Augendruck festgestellt – Diagnose »Glaukom«.

Ich wurde auf ein Dauermedikament »eingestellt«, das ich zweimal täglich eintropfen sollte. Doch diese Tropfen hatten Nebenwirkungen. Ich sah alles verschwommen, konnte keine scharfen Konturen mehr erkennen. Das teilte ich meinem behandelnden Arzt mit und fragte ganz naiv, ob denn das normal sei. Seine Antwort war, ich solle nicht so empfindlich sein, ich müsse mich einfach daran gewöhnen. Außerdem wären ein paar kleine Nebenwirkungen wie verschwommen sehen noch immer besser, als blind zu werden. Da hatte er natürlich recht. Ich muss noch erwähnen, dass ich bis zu diesem Zeitpunkt keine Sehbeschwerden gehabt hatte und ohne Brille noch sehr gut sehen konnte. Ich wechselte daraufhin den Arzt und bekam neue Tropfen verschrieben. Diese hatten keine negativen Auswirkungen auf mein Sehvermögen. Doch mir fiel auf, dass ich plötzlich feine Stiche im Herzen spürte und hie und da Herzrhythmusstörungen hatte. Doch das nahm ich damals gerne in Kauf, denn man hatte mir ja gesagt, dass ich blind werden könnte. Diese Tropfen nahm ich dann zwölf Jahre lang bis zu dem Tag, an dem ich Energie zu spüren begann. Das Erste war natürlich, meine eigenen Augentropfen energetisch zu testen. Schon bei der Berührung des Fläschchens verkrampften sich meine Hände und ich bekam so etwas Ähnliches wie einen elektrischen Schlag. Das war für mich das Zeichen »Hände weg von diesen Tropfen«. Seit dieser Zeit habe ich kein Medikament mehr genommen. Mein Sehvermögen ist noch immer sehr gut und mein Gesichtsfeld in keiner Weise eingeschränkt. Ich habe Selbstverantwortung übernommen. Seither interessieren mich auch keine Werte wie Augendruck oder dergleichen mehr, weil ich weiß, mein Körper ist intelligent genug und erzeugt den Zustand, der für mich im Moment wichtig und richtig ist. Mir ist nicht der Befund, sondern mein Befinden wichtig.

Ich möchte aber nochmals dezidiert darauf hinweisen, dass dies meine eigene Geschichte ist und ich sie niemandem zur Nachahmung empfehle!

Wir Menschen sind jederzeit angreifbar, ob es Unfälle oder Zellveränderungen sind, sie können jederzeit und in diesem Augenblick stattfinden. Der umgekehrte Prozess, dass sich eine Krebszelle wieder in eine gesunde Zelle verwandelt, ist jedoch genauso möglich und ich bin überzeugt davon, dass dieser Prozess bei einem Großteil der Menschen ständig passiert, ohne dass es bemerkt wird und gravierende Auswirkungen hat.

Warum ist das so?

Unser Körper ist kein starres, sondern ein flexibles System. Alles, der Kosmos, die Natur, der Mensch, ist ständig in Veränderung. Und jede Veränderung wirkt sich im Kleinen wie im Großen aus. Jeder Gedanke, jede Veränderung in der Natur hat eine Wirkung auf den Menschen selbst, auf die Natur, auf die Evolution.

Energetische Gesundheitsvorsorge

Wie schon erwähnt, beginnt wahre Gesundheitsvorsorge für mich mit Bewusstseinserweiterung und lange vor einer Gesunden-Untersuchung. Sie ist ein lebenslanger Prozess, der die Auseinandersetzung mit sich selbst bedeutet.

Vorsorge-Untersuchungen, wie sie derzeit von der etablierten Schulmedizin angeboten werden, spielen sich nur auf der Körperebene ab. Man kann nur Defizite feststellen, die bereits im physischen Körper vorhanden sind. Bevor sich jedoch ein Symptom im physischen Körper auswirkt, hat es sich schon im Energiekörper manifestiert und ist bei einer energetischen Betrachtung bereits sichtbar. Das heißt, man kann frühzeitig energetische Blockaden lösen und damit verhindern, dass sie sich im physischen Körper manifestieren.

Heilung passiert nicht nur auf Körperebene, Heilung heißt, auf allen Ebenen »heil« zu sein.

Der Mensch besteht aus vielen Schichten bzw. Ebenen:

materiell	**→**	**Organismus**
energetisch	**→**	**Lebensenergie**
emotional	**→**	**Gefühle**
mental	**→**	**Gedanken**
spirituell	**→**	**Weg zum Geistigen**
geistig	**→**	**Erkenntnis**

Ich verwende im Zusammenhang mit Krankheiten ausdrücklich nie das Wort »Seelen-Ebene«, denn die Seele ist niemals krank, sie ist der göttliche Teil – der Kristall – in uns, der vollkommen rein ist. Wenn ich mich auf die Körperebene beschränke, wird mir vielleicht ein Tumor entfernt. Es wurde mir allerdings damit nur ein Symptom herausgeschnitten, die Ursache ist aber nicht behoben. In unserer Zeit wird Symptombehandlung groß geschrieben. Aber ich glaube, die Zeit ist reif für Ursachenforschung. Wenn mir nun dieser Tumor herausgeschnitten wurde, ich aber den damit verbundenen Konflikt nicht gelöst habe, wird der Tumor wiederkommen oder eine andere Form der Erkrankung.

Der Ursprung jeder Krankheit – jedes Symptoms – ist in unserem Denken, in unseren Gefühlen und Emotionen zu suchen. Der Betroffene weigert sich – natürlich meist unbewusst – bestimmte Eigenschaften zu leben oder bestimmte Verhaltensweisen aufzugeben, die zu einem inneren Konflikt führen, der sich dann auf der Körperebene zeigt.

Die meisten Menschen kennen den Ausdruck: »Der Mensch ist eine Einheit aus Körper, Geist und Seele.« Und doch wissen die wenigsten, was Seele, was Geist ist. Der Körper ist uns allen bekannt, wir sehen ihn, können ihn angreifen, wir fühlen ihn, vor allem, wenn er schmerzt. Mit dem Körper identifizieren wir uns, der Körper wird erforscht und analysiert. Der Körper ist etwas Reales, ist Materie, also wird hauptsächlich auf der Körperebene geforscht.

Bei der Seele tun wir uns schon etwas schwerer. Wenn ein Mensch seziert wird, hat man ja noch immer keine Seele gefunden. Wo ist sie? Was ist sie? Bevor ich aber darauf eingehe, möchte ich noch einmal auf den Begriff »seelisch krank« zurückkommen. Dieser Begriff ist schon deswegen für mich nicht relevant, weil ich ein anderes Verständnis von Seele habe. Für mich ist die Seele das Göttliche in uns. Und das Göttliche kann nicht krank sein. Also gibt es auch keine seelischen Krankheiten. Was uns krank macht, sind unsere Gefühle, unsere Emotionen – diese kommen aber nicht aus der Seele, sondern aus dem Kopf, aus dem Ego, aus dem »Körpergeist«. Unsere Krankmacher sind Gefühle wie Angst, Schuld, Hass, Neid, Eifersucht, Zorn und so weiter. Es gibt aber auch noch andere Gefühle, die aus dem Herzen kommen, wie Liebe, Friede, Freude, Freiheit, Harmonie. Diese Gefühle sind unsere »Gesundmacher«.

Unsere Gedanken und Gefühle sind eine Energieform, die für die an die Materie gebundene Welt der Medizin und der Biologie noch eine viel zu geringe Rolle spielt.

Meine Erfahrungen haben jedoch gezeigt, dass gerade Gedanken und Gefühle unser Leben und unsere Gesundheit in elementarer Weise mitgestalten und beeinflussen.

Kommen wir nun zum »Geist«. Unter Geist verstehe ich das Göttliche, das in allem enthalten ist und das uns alle miteinander verbindet. Die Kirche spricht vom »heiligen Geist«, die Indianer vom »großen Geist«. Auf dieser Ebene kann Heilung passieren durch Erkenntnis. Wenn diese Heilung passiert, ist sie nicht an Zeit und Raum gebunden. Es ist auch kein »Wunder«, sondern eine Gesetzmäßigkeit, die einfach passiert, weil bestimmte Voraussetzungen für die Heilung vorhanden sind.

Das, was wir in unserem täglichen Sprachgebrauch als Geist bezeichnen, ist in Wirklichkeit unser Körpergeist, d. h. unser Verstand, unser Intellekt. Es ist ja auch der Verstand gemeint, wenn jemand als »geistig behindert« bezeichnet wird.

Aber zurück zum Thema Vorsorge. Ich bin mir also bewusst, dass ICH selbst etwas für meine Gesundheit tun muss. Wer kennt sonst seinen Körper am besten, wenn nicht ich selbst? Das ist der Punkt, an dem wir ansetzen müssten. Wir haben großteils verlernt, die Signale unseres Körpers zu beachten, weil wir sie gleich im Ansatz mit Medikamenten unterdrücken. Wir machen uns nicht mehr die Mühe, die Symptome zu hinterfragen. Es ist einfacher, ein paar Pillen zu schlucken. Dabei hilft uns natürlich der systembedingt überlastete, oft mit Pharmafirmen kooperierende Arzt, der sofort den Rezeptblock zückt und ein Medikament verschreibt, ohne zu hinterfragen, in welcher Lebenssituation der Patient ist und was ihn belastet. Es sind sehr oft Beziehungsprobleme, die zu Krankheiten führen, Beziehungen der verschiedensten Art: Partner, Eltern, Kinder, Chefs, Kollegen – die Liste lässt sich beliebig fortsetzen. Sicher lassen sich nicht alle Probleme lösen, aber es geht darum, neue Sichtweisen dazu zu bekommen. Aber im Grunde geht es immer um Liebe und um Zuneigung. Wir suchen Liebe, Zuneigung und Anerkennung im Außen und wissen nicht, dass wir sie da nicht finden, wenn wir sie uns selbst nicht geben.

Solange wir die Liebe zu uns selbst nicht spüren, suchen wir vergeblich im Außen. Kein Mensch kann einen anderen lieben, wenn er sich selbst nicht liebt. Ein wichtiger Schritt zur Gesundheitsvorsorge ist, dass wir das Gefühl für unseren Körper erhalten. Wohlfühlen bedeutet natürlich für jeden Menschen etwas anderes. Wie wohl fühlen wir uns in unserem täglichen Leben? Leben wir nur von Wochenende zu Wochenende oder haben wir auch Freude an unserer Arbeit? Radiomoderatoren scheinen es als eine ihrer Hauptaufgaben zu betrachten, uns nur auf das Wochenende zu fixieren. Schon am Montagmorgen hören wir: »Nur mehr fünf Tage durchtauchen und dann ist wieder Wochenende!« Abgesehen davon, dass viele Menschen auch an Wochenenden arbeiten müssen, ist der Anteil an Urlaub und Wochenenden in unserem gesamten Arbeitsleben ein geringer. Also sollten wir darauf achten, uns auch an unserem Arbeitsplatz wohlzufühlen.

Aber wie fühlen wir uns am wohlsten? Erste Voraussetzung ist, dass wir in unserer Arbeit einen Sinn erkennen. Der Sinn kann auch darin liegen, dass ich mit meiner Arbeit einfach Geld verdiene, das ich zum Leben brauche. Das sollte ich aber bewusst formulieren und dazu stehen. Wenn ich einen Job habe, der mir keine Freude macht, ich aber nicht bereit bin für eine Veränderung, ist es sinnlos zu klagen. Erst wenn ich aus tiefstem Herzen offen bin für eine Veränderung, wird sich auch im Außen etwas Neues zeigen.

Was sind nun diese »Stolpersteine« in unserem Berufsalltag? Der Vergleich mit Kollegen oder Vorgesetzten, die interessantere Aufgaben haben, die mehr verdienen, das Streben nach Anerkennung durch Vorgesetzte (kleiner Hinweis für Vorgesetzte!!)? Aber die grundsätzliche Frage ist, ob wir an der jetzigen Situation konkret etwas verändern können oder ob wir nur – wie schon erwähnt – eine neue Sichtweise wählen sollten. Es kostet eine Menge an Lebensenergie und ist oft der Auslöser von Krankheiten, wenn wir nicht unterscheiden lernen, Situationen anzunehmen oder zu ändern.

Halten wir uns an den alten, weisen Spruch:

Gott, gib mir die die Gelassenheit, Dinge hinzunehmen,
die ich nicht ändern kann,
den Mut, Dinge zu ändern, die ich ändern kann,
und die Weisheit, das eine vom anderen zu unterscheiden.

Nie ist die Lebenssituation oder die Umwelt unser Problem. Das Problem ist ausschließlich unser Unvermögen, mit der Situation oder der Umwelt konstruktiv umzugehen.

Jeder Mensch hat eine Begabung. Wir sind hier auf diesem wunderschönen Planeten, um uns selbst und unsere Begabung zu erkennen und zu leben. Jeder, der seine Begabung zum Beruf macht, wird mehr Freude, Anerkennung und Erfolg in seiner Tätigkeit haben und dadurch zufriedener, gesünder und selbstbewusster werden. Indem wir zufrieden mit uns selbst sind, sind wir auch unseren Mitmenschen gegenüber positiver und liebevoller eingestellt und wir erkennen ihre Leistungen an. Durch die Erkenntnis, dass alles, was uns widerfährt, nur ein Spiegel unseres eigenen Bewusstseins ist, können wir am Gegenüber erkennen, welche Gedanken wir über uns selbst haben. Durch die Erkenntnis des eigenen Selbst kommen wir unserer eigenen, wahren Identität immer näher und dadurch unserer wahren Begabung.

Medikamente und Medikation

Jeder Mensch reagiert anders auf krankmachende Reize wie Infektionen oder auf therapeutische Behandlungen und Medikamente – entsprechend seiner Lebenskraft und seiner Lebensenergie. So ist jede Medikation wie ein Glücksspiel, obwohl man den Patienten glauben lässt, alle Medikamente seien wissenschaftlich getestet. Dem ist nicht so. An den Studien nehmen oft junge Menschen teil, die nicht unter chronischen Krankheiten leiden. In der Realität werden diese Medikamente dann aber über einen langen Zeitraum älteren Patienten gegeben, die noch diverse andere Leiden haben, gegen die sie ebenfalls Medikamente nehmen. Diese Nebenwirkungen sind auch der Grund, warum es zu keiner wirklichen Heilung kommen kann.

Der Einfluss der Pharmaindustrie ist auch bei den viel zu oft verschriebenen Antibiotika-Medikamenten nicht zu übersehen. Das führt unter anderem dazu, dass die Zahl der Allergiker von Jahr zu Jahr steigt und immer mehr Bakterien resistent werden gegen die Behandlung mit Antibiotika. Ich bin überzeugt, dass es noch viel mehr Kranke gäbe, wenn die Patienten alle Medikamente einnehmen würden, die ihnen von ihren Ärzten verschrieben wurden. Medikamente sind nichts anderes als legale Drogen.

Nehmen wir als Beispiel die Geschichte von Herrn Klaus B.
Klaus, 47 Jahre, normalgewichtig, Nichtraucher, Hobbysportler, verheiratet, 2 Kinder (20 und 16 Jahre alt), Buchhalter in einem großen Industriebetrieb, bisher keine auffälligen Krankheiten, plötzlich wie aus heiterem Himmel: HERZINFARKT.

Vor diesem Ereignis hatte Klaus fast jedes Jahr einmal Rückenbeschwerden im Bereich der Lendenwirbelsäule. Diese Beschwerden wurden mit Injektionen, Infusionen, Tabletten behandelt. Er war in den letzten vier Jahren zwei Mal auf Kur. Im Anschluss an diese Kuraufenthalte ging es ihm immer einige Monate besser, er hatte kaum Rückenbeschwerden. Er ist ein durchschnittlicher Sportler, dem Bewegung sehr wichtig ist. Ein Meniskuseinriss, den er sich beim Tennisspielen zugezogen hatte, wurde durch eine Arthroskopie behoben, der Muskelfasereinriss im Bereich der linken Schulter wird medikamentös behandelt, aber die Schmerzen lassen nicht nach. Die Gesundenuntersuchung, zu der ihm sein Hausarzt dringend geraten hatte, war ohne Befund, außer einem etwas erhöhten Blutdruck. Klaus ist also ein ganz normaler Mensch mit scheinbar ganz normalen Beschwerden, es geht ihm wie vielen Menschen in seinem Alter.

Und plötzlich kam der Herzinfarkt.

Nach der Akutversorgung und der Behandlung im Krankenhaus »nach dem letzten Stand der Wissenschaft« wurde Klaus auf Reha geschickt und dann nach Hause entlassen mit folgender Medikamentenliste: herzstärkendes Mittel, Blutverdünnungsmittel, Cholesterinsenker, Schmerzmittel gegen seine nach wie vor vorhandenen Schulterschmerzen, blutdrucksenkendes Mittel (das er schon seit der Gesundenuntersuchung nahm).

Die ärztlichen Ratschläge lauteten: konsequente Einnahme der verschriebenen Medikamente, regelmäßige Kontrollen beim Hausarzt und eventuell auch stationär (Klaus ist zusatzversichert), Stressvermeidung, mäßigen Sport, gesunde Ernährung mit wenig Fleisch und Fett, wenig Süßes.

Klaus befolgt nun alles brav, was ihm empfohlen und nahe gelegt wurde. Klaus fühlt sich relativ gut, ist aber immer ein bisschen müde und antriebslos. Nach einiger Zeit kann er sogar die Schmerzmittel weglassen, weil seine Schulter nicht mehr schmerzt. Aber eigenartigerweise schmerzt ihn jetzt seine linke Hüfte. Bei einer Routineuntersuchung bei seinem Hausarzt stellt sich heraus, dass der Blutzuckerwert zu hoch ist und Klaus vielleicht deshalb immer müde ist. Ein blutzuckersenkendes Medikament in niedriger Dosierung wird verschrieben. Da er nach ärztlichen Angaben alle Medikamente über längere Zeit oder auch lebenslang nehmen muss, ist Klaus Dauergast bei seinem Hausarzt. Um wegen »Arztbesuch« keine zu langen Fehlzeiten in der Firma zu haben, gibt er der Sprechstundenhilfe ein Medikamentenschachterl und bekommt auch gleich ein neues Rezept. So geht es einige Monate dahin. Auf einmal tauchen die Schulterschmerzen wieder auf. Aber es gibt ja einen Facharzt. Er geht zum Orthopäden, einem »Schulterspezialisten«. Dieser stellt Ablagerungen im Gelenk fest und rät zur Operation. Da Klaus ein gutgläubiger Patient ist, willigt er ein. Aber die Schmerzen sind nach der Operation nicht weg und Klaus nimmt wieder die »altbewährten« Schmerzmittel. Merkwürdigerweise stellen sich plötzlich Magenprobleme ein. Eine Gastroskopie zeigt nichts Auffälliges, es wird lediglich festgestellt, dass er zu viel Magensäure produziert. Eine leichte Verdauungshilfe und ein »Magenschutzmittel« wird verschrieben, damit der Magen nicht durch die Medikamente zu sehr belastet wird. Klaus ist inzwischen 50, sehr gesundheitsbewusst und geht deshalb wieder einmal zu einer Gesundenuntersuchung. Und siehe da, seine Leberwerte sind außerhalb jeder Norm …

Die Geschichte von Klaus B. ist nicht erfunden, sondern tägliche Realität.

Was steht nun hinter dieser körperlichen Geschichte? Wie sieht es aus emotionaler, mentaler Sicht aus?

Klaus ist in einer Firma, in der Umstrukturierungen an der Tagesordnung sind. Er reflektiert auf einen bestimmten Posten, es wird ihm aber ein Mitbewerber vorgesetzt. Das löst Minderwertigkeitsgefühle und auch Aggressionen in ihm aus, die er mit extremen sportlichen Aktivitäten, die über seine körperlichen Fähigkeiten gehen, auszugleichen versucht. Seine 20-jährige Tochter studiert noch und hat einen Freund, der arbeitslos ist. Jedes Mal, wenn er diesen potenziellen Schwiegersohn sieht, steigt sein Blutdruck. Sein Blutdruck steigt auch bei den endlosen Diskussionen mit seinem Sohn, der in eine berufsbildende höhere Schule geht und ein Nichtgenügend nach dem anderen bringt. Als Vater will er ja nur das Beste für seinen Sohn und der Herr Sohn könnte sich schon etwas mehr anstrengen. Klaus hat es ja gerade selbst erlebt, wie ihm in der Firma ein Akademiker vorgezogen wurde. Auch seine Frau nervt. Sie möchte unbedingt eine Kreuzfahrt mit ihm machen. Aber ihn interessiert das überhaupt nicht. Es wird ihm schon übel, wenn er nur daran denkt, sich täglich dreimal umziehen zu müssen. Eine weitere weibliche Attacke kommt in Form seiner Mutter, die ständig fragt, ob die Raten für den Hauskredit auch abbezahlt werden können und ob der Freund der Tochter schon einen Arbeitsplatz hat und ob der Sohn endlich bessere Noten habe und und und …

Das Einzige, das ihm Spaß machen und Erfolgserlebnisse bringen würde, wäre der Sport mit seinen Freunden. Aber die Schulter schmerzt und der Rücken macht sich auch wieder bemerkbar …

Was steckt hinter all dem aus ganzheitlicher Sicht?

Aus ganzheitlicher Sicht ist der Herzinfarkt eine Folge von Symptomen, die der Körper schon lange vorher gezeigt hat, die aber immer unterdrückt wurden (Rückenbeschwerden, Knie, Schulter). Das kann man aber nur verstehen, wenn man den Menschen in seiner Ganzheit erfasst und dadurch weiß, dass Symptome immer zuerst am Bewegungsapparat und bei den Gelenken auftreten. Besonders bei sportlicher Betätigung brauchen die Gelenke vermehrt Energie. Der Herzinfarkt war letztendlich nur das Ergebnis der mit Medikamenten unterdrückten Symptome und seiner emotionalen Probleme. Die Situation in Firma und Familie gingen ihm im wahrsten Sinn des Wortes »zu Herzen«. Auch ein erhöhter Blutdruck ist immer auf emotionale Belastungen zurückzuführen. Die Magenprobleme sind bei Klaus das Resultat des In-Sich-Hineinfressens, die Medikamente haben das Ihrige dazu beigetragen. Und nachdem die Leber »das« Entgiftungsorgan ist, ist es auf Grund der vielen Medikamente nicht verwunderlich, dass sie streikt.

Wie wir an diesem Fall, der stellvertretend für unzählige Fälle steht, sehen, führt eine Symptombekämpfung niemals zur Heilung. Sicher sind gesunde Ernährung, Bewegung, Nichtrauchen wichtig, aber Heilung ist ohne Einbeziehung der geistigen Ebene nicht möglich.

Was könnte Klaus also tun?
Das Wichtigste ist, dass Klaus ganz bewusst die Zusammenhänge zwischen seinen Beschwerden und seiner Lebenssituation erkennt. Ohne diese Erkenntnis bleibt es nur beim Bekämpfen einzelner Symptome.

Der zweite Schritt ist ein Ändern der Lebenssituation, wo es möglich ist, oder eine andere Sichtweise dazu zu schaffen. Oft ist es auch hilfreich, sich die Probleme von verschiedenen Seiten anzusehen. Vielleicht hat ja zum Beispiel die Beförderung des Kollegen auch Vorteile für Klaus, wie mehr Freizeit, weniger Verantwortung. Oder sie erleichtert die Entscheidung, die berufliche Neuorientierung zu wagen. Der Schritt fällt dann oft leichter, wenn von außen ein Anstoß kommt, einen neuen Weg zu gehen, den man aus freien Stücken niemals gewagt hätte. Dieses Ändern der Sichtweise geht bei Klaus – wie bei jedem von uns – sicher nicht von heute auf morgen. Aber wenn wir wirklich bereit sind, haben wir auch die Kraft dazu.

Idealer Blutdruck?

Der angeblich ideale Blutdruckwert von 120/80 ist ein willkürlich festgelegter Grenzwert, der impliziert, dass ein höherer oder niedrigerer Wert bereits als Krankheit zu betrachten ist und behandelt gehört. Für mich ist diese künstlich geschaffene Norm sinnleer und hauptsächlich zum Wohle der Pharmaindustrie entstanden. Wenn wir uns gegenseitig betrachten, so sehen wir, dass jeder Mensch anders aussieht, einer ist größer, der andere kleiner, dicker, dünner, älter, jünger und so weiter. Um einen idealen Blutdruckwert festzulegen, muss man den Menschen in seiner Ganzheit, in seinen verschiedenen Lebenssituationen betrachten und vor allem auch, in welcher Situation er sich zum Zeitpunkt der Blutdruckmessungen befindet (mental, psychisch, sozial). Gerade beim Blutdruck unterschätzen wir die Selbstregulationskräfte des Körpers. Natürlich gibt es Situationen, die es notwendig machen, den Blutdruck mit Medikamenten zu regulieren. Diese Situationen sind aber äußerst selten.

Jeder Mensch erschafft sich entsprechend seiner Lebenssituation seinen individuellen Blutdruck. Wenn ein Mensch in ständiger Spannung, unter ständigem Druck steht, erschafft er sich auch einen erhöhten Blutdruck. Wenn wir in einer Stresssituation sind, ziehen sich die Blutgefäße zusammen und es entsteht dadurch ein höherer Druck in den Gefäßen. Wir unterschätzen den Einfluss unseres Denkens auf unseren Blutdruck. Selbst das kleinste Ereignis, über das sich Menschen aufregen, lässt den Blutdruck steigen. Also sollten wir bei unserem Denken ansetzten.

Um Stresssituationen abzubauen, ist »Ausgleich« angesagt. Ausgleich heißt Bewegung oder Entspannung. Bewegung, Sport hängen vom körperlichen Zustand ab, es ist jedoch fast immer möglich, irgendeine Art von Bewegung zu machen, seien es nur Fingerübungen. Entspannung ist grundsätzlich für jeden Menschen möglich, es ist nur eine Frage des Wollens. Hilfreich sind auf jeden Fall Atemübungen wie völlig bewusstes, gleichmäßiges Atmen. Sich einfach hinsetzen und bewusst seinem gleichmäßigen Atem lauschen. Beide Hände auf die Brust legen, in den Bauch atmen und die Atmung einfach beobachten. Wenn nun z. B. durch Sport versucht wird, den Blutdruck zu senken, ist es nicht der Sport alleine oder die Bewegung, sondern du veränderst dein Denken durch den Sport. Du beschäftigst dich mit anderen Dingen, vergisst vielleicht für kurze Zeit deine Probleme und kommst dadurch in einen ausgewogenen Zustand, der auch den Blutdruck in einen ausgewogenen Zustand bringt.

Die Hauptangst, die von Schulmedizin und Pharmaindustrie verbreitet wird, ist ein Schlaganfall, hervorgerufen durch einen nicht der »Norm« entsprechenden Blutdruck. Aber gerade durch die oft jahrelange Einnahme von blutdrucksenkenden Medikamenten kommt es zum befürchteten Schlaganfall, da die feinen Kapillargefäße im Kopf nicht mehr richtig versorgt werden können, weil der Druck nicht ausreicht. Das wird verständlich, wenn man unser Gefäßsystem mit einem Rohrleitungssystem vergleicht.

Ich habe mich schon oft mit Menschen unterhalten, die einen Schlaganfall gehabt hatten. Gerade diese Menschen berichteten mir, dass sie schon jahrelang blutdrucksenkende Mittel eingenommen hätten. Warum ist dann der Schlaganfall nicht verhindert worden? Hier könnte wieder Logik hilfreich sein: Weil – wie schon erwähnt – durch den ständig herabgesetzten Druck die feinen Kapillargefäße im Kopf nicht mehr richtig versorgt werden können.

Zucker – die Süße des Lebens

Zuckerkrankheit oder Diabetes ist eine Krankheit, die nicht plötzlich entsteht, sondern über Jahre hindurch durch Missachtung der Gefühle, durch Verdrängung von Gefühlen, durch innere Einsamkeit, durch Ausgrenzung, durch Aggression, durch sich benachteiligt fühlen, sich nicht angenommen fühlen, sich überfordert fühlen. Diese Gefühle treten oft schon im Kindesalter auf und können dann beim Jugendlichen oder Erwachsenen durch ein prägnantes Ereignis ausbrechen. Auf der Körperebene wird dann oft versucht, diese krankmachenden Ursachen mit Alkohol zu betäuben. Medikamente (Insulin) dienen in diesem Fall nicht der Heilung, sondern führen dem Körper ein Hormon zu, das er normalerweise selbst in der Bauchspeicheldrüse erzeugt. Durch diese künstliche Insulinzufuhr wird dem Patienten zwar ein angenehmeres Leben ermöglicht, doch auf diese Weise kann es zu keiner Heilung kommen.

Wie bei vielen Krankheitsbildern, die eine lebenslange Medikation erfordern, wäre es wichtig, den Gefühlen mehr Beachtung zu schenken. Nur über diesen Zugang ist es möglich, dauerhafte Heilung zu erlangen.

Richtig oder falsch?

Die Begriffe »richtig« und »falsch« basieren auf einer Reihe von Regeln. Diese Regeln entwickeln sich aus Lehren, kulturellen Werten und politischen sowie religiösen Zweckmäßigkeiten.

Jede Entscheidung, die du aus dem Herzen triffst – ohne zu zweifeln – ist für dich richtig. Es ist Zeit, ein Wertesystem zu überwinden, das auf »richtig«, »falsch« und »urteilen« basiert. Wir sind bereit für ein neues Wertesystem der persönlichen Entwicklung.

Unsere innere Einstellung zu den Dingen spiegelt sich in der äußeren Welt. Wie wir die äußere Welt bewerten, so werden auch wir von der äußeren Welt bewertet.

Wer bestimmt, was richtig oder falsch ist?

Religionen, Wissenschaft, Politik, Vorgesetzter, Ehemann, Ehefrau? Nein, wir selbst können es bestimmen.

Setzen wir unsere Kräfte nur für das ein, was wir ändern können. Wenn wir uns in einer schwierigen Situation befinden, haben wir immer zwei Möglichkeiten: Die Situation zu verändern – was nicht immer möglich ist – oder eine neue Sichtweise zu dieser Situation zu bekommen. Wenn wir uns beispielsweise über jemanden ärgern, so trifft das niemals denjenigen, über den wir uns ärgern, sondern wir schaden uns nur selbst.

Gestehen wir unseren Mitmenschen das Recht zu, nicht unbedingt so zu sein, wie wir es gerne hätten, sondern gestehen wir ihnen zu, so zu sein, wie sie eben sind. Vergeuden wir nicht unsere Zeit mit Gedanken »wie könnte ich die Welt verbessern«, sondern überlegen wir uns, was wir für uns tun können, damit wir uns in dieser Welt glücklich und zufrieden fühlen.

Warum bin ich hier?
Ich bin hier, damit ich das, was ich nicht verstehe, verstehen lerne.
Ich bin hier, um Grenzen zu überschreiten
und Neues zu erkunden.
Ich bin hier, damit ich mich selbst erkenne.

Ich bin hier, damit ich mein Leben so gestalte,
dass es auch eine Bereicherung für andere ist.
Ich bin hier, um zu lieben.

Du bist immer dein Begleiter

Ganz gleich, wo du auch hingehst, du bist immer dabei. Wenn du nicht mit dir selbst in Harmonie bist, wirst du genau die Situationen anziehen, die deinem Denken entsprechen. Aber auch dann, wenn du in Harmonie mit dir bist, ziehst du das an, was dir entspricht. Also versuche nicht, vor dir davonzulaufen. Es geht nicht. Deine Vorstellungen von einem glücklichen, zufriedenen Leben können sich in Luft auflösen, wenn du nicht die Liebe in dein Denken einfließen lässt. Sobald du die Liebe in dein Leben lässt, d. h. die Situation, in der du dich derzeit befindest, annimmst und liebst, brauchst du nicht mehr von einem besseren Leben zu träumen. Denn die Liebe findet einen Weg, dass sich genau das erfüllt, was deinem Leben Glück und Zufriedenheit bringt.

Wenn du glaubst, du kannst der Liebe nachjagen, dann kannst du sie genauso wenig erreichen wie das Pferd, dem man eine Karotte vor die Nase hält und es in vollem Galopp dieser Karotte hinterher jagen lässt. Das Pferd hat die Karotte zwar immer vor Augen, aber die Karotte bewegt sich genauso schnell wie das Pferd. Egal, wie schnell das Pferd läuft, die Entfernung bleibt immer die gleiche. Genauso verhält es sich mit der Liebe. Du hast sie ständig vor Augen, aber du erreichst sie nicht.

Es gibt sicher auch in deinem Leben Situationen, in denen du das Gefühl hast, aus deiner Haut fahren zu müssen. Meist ist es jemand aus deiner Familie, aus der Firma, ein Geschäftspartner oder ein Freund, der dich wütend macht. Deine Emotionen sind ein Zeichen, dass du eine Resonanz zu diesem bestimmten Thema hast. Ein Beispiel: Du kennst jemanden, der dir ständig erklärt, wie böse, rachsüchtig, unverlässlich, gemein, uneinsichtig, schlampig, verantwortungslos, dumm und so weiter jemand ist. Prüfe dich selbst, welche dieser Eigenschaften in einem anderen Kontext zu dir passen. Manche dieser Eigenschaften sind genau dein Thema. Um dieses Thema nicht mehr vorgesetzt zu bekommen, erkenne dich in deinem Gegenüber. Versuche nicht, dein Gegenüber zu verändern, sondern verändere die Liebe zu dir selbst. Liebe all das an dir, was du am anderen kritisierst. Es betrifft dich selbst. »Muss ich denn unbedingt auch meinen unsympathischen Chef lieben?«, könntest du fragen. Dann sage ich dir, du musst gar nichts. Aber wenn du weiter so denkst, wird sich die Situation zwischen dir und deinem Chef nicht verändern. Ja, du könntest die Firma wechseln. Aber was bewirkst du damit? Du nimmst dich überall hin mit. Hast du deine Einstellung nicht verändert, dann ist es das nächste Mal der Kollege oder die Kollegin oder eine andere Person, mit der du Probleme hast.

»Geht es auch ohne Liebe?«, könntest du fragen. »Muss ich denn unbedingt lieben, ich könnte doch etwas oder jemanden einfach nur akzeptieren?« Dann sage ich dir, auch das kannst du. Es ist sicher besser, etwas zu akzeptieren als es abzulehnen. Doch im Bewusstsein der Liebe bist du in einem anderen Schwingungszustand und Liebe ist deine wahre Natur. Solange du das Wesen der Liebe nicht in dein Leben fließen lässt, lebst du gegen deine Natur!

Gegen die Natur sein heißt, schmerzvolle Erfahrungen machen zu müssen. Im Grunde geht es nicht darum, ein bestimmtes Gebot oder bestimmte Regeln einzuhalten, sondern nur darum, zu lieben. Liebe dich einfach in deiner Art, ohne schlechtes Gewissen. Liebe dich, wenn du Sport betreibst, liebe dich aber auch, wenn du es nicht tust. Liebe dich, wenn du traurig bist, wenn du ausgelassen bist, wenn du zu viel gegessen hast, ja, liebe dich auch, wenn du rauchst oder einmal zu viel getrunken hast. Liebe dich, wenn du betest, meditierst, aber auch, wenn du es nicht tust.

Dein ganzes Wesen wird Liebe.
Alles ist Liebe, alles ist Energie.

Emotionen, die wir für schlecht ansehen, wie Angst, Hass, Eifersucht und so weiter, sind nichts anderes als Blockaden, die verhindern, dass Liebe (Energie) fließt. Diese Blockaden führen zu einem Kurzschluss, vergleichbar mit einer elektrischen Leitung, in der die Spannung zu groß wird.

All diese Eigenschaften sind Signale der Liebe, die uns zeigen, dass wir uns von uns selbst und von der Liebe entfernen.

Dunkelheit ist somit nicht das Gegenteil der Liebe, des Lichts, sondern zeigt uns nur die Abwesenheit des Lichtes der Liebe.

Bewusstwerdung

Lass mich dir eine Geschichte erzählen.

Stell dir einen Ast vor – du steckst ihn in die Erde. Es könnte sein, dass er vertrocknet, es könnte sein, dass er austreibt. Du weißt es nicht, aber du tust es einfach. Der Zweig vertrocknet, er wird dürr. Nach einiger Zeit versuchst du es wieder. Du steckst einen Zweig in die Erde, ohne Erwartungen, und siehe da, dieser Ast reagiert anders – er treibt aus.

Du erkennst, es gibt zwei Möglichkeiten. Einmal vertrocknet der Ast, einmal treibt er aus. Obwohl du das Gleiche getan hast. Was wirst du in weiterer Folge tun? Wirst du den vertrockneten Ast beobachten oder wirst du den Ast beobachten, der austreibt? Du wirst den beobachten, der austreibt. Bei dem Ast, der austreibt, siehst du Veränderung, Bewegung. Es tut sich etwas. Der Ast, der vertrocknet ist, dem schenkst du keine Bedeutung mehr. Umso mehr beobachtest du die Entwicklung des kleinen, austreibenden Astes. Der kleine Ast wächst, jetzt wächst auch dein Interesse. Du siehst, wie er sich verzweigt, er wird größer und größer, du siehst auch, wie er sich verändert – je nach Jahreszeit.

Der Ast wird zum Baum. Du erkennst einen Baum. Jetzt willst du wissen, was ist das für ein Baum? Du nennst ihn »Erkenntnis«. Der Baum hat dein volles Interesse geweckt. Du beobachtest ihn, einmal stellst du dich knapp davor, dann gehst du etwas weiter zurück, dann gehst du um den Baum herum, einmal entfernst du dich ziemlich weit von ihm. Du siehst immer den gleichen Baum, aber er zeigt dir verschiedene Ansichten. Er wird sogar ganz klein, wenn du dich weit von ihm entfernst. Deine Fantasie ist jetzt geweckt. Du kletterst hinauf auf den Baum. Deine Sichtweise ist nun wieder eine andere. Du siehst die einzelnen Äste, die Blätter ganz nah vor dir. Und jetzt kommt noch etwas dazu: Du greifst die Blätter, die Äste an, du spürst die Beschaffenheit der Rinde, du kannst den Baum riechen. Dein Forscherdrang zwingt dich, ganz hinauf zu steigen, um noch mehr zu erfahren. Jetzt gilt dein Interesse aber mehr der Aussicht als dem Baum, der dir ermöglicht hat, eine neue Sichtweise von oben zu erlangen. Und du bist überwältigt von dem, was du siehst. Ein neuer Horizont hat sich aufgetan. Du verweilst auf der Spitze des Baumes und beobachtest. Unter dir ist die Erde, über dir der Himmel. Du siehst zwei Gegensätze, dazwischen bist du und der Baum, auf dem du sitzt. Du fühlst dich durch den Baum verbunden mit der Erde, kannst den Himmel sehen – aber er erscheint dir unerreichbar. Es entsteht eine Sehnsucht in dir, den Himmel zu begreifen, der doch so weit entfernt ist und nicht erfassbar. Eine große Ehrfurcht erfasst dich vor dem Großartigen und du schaust hinauf, wie sich der Himmel verändert. Einmal ist er hell und freundlich, dann ist er dunkel und bedrohlich. Zwei Gegensätze, die dich irritieren. Der helle Himmel hat dich erfreut, der dunkle Himmel verursacht ein Gefühl der Beklemmung. Und immer noch sitzt du auf dem Baum der Erkenntnis, du siehst, du spürst, du hast Empfindungen. Du kannst dich nicht mehr trennen von deinem Aussichtspunkt, der dir so viel zu sagen hat. Du willst mehr wissen, mehr erkennen. Du beobachtest die Erde unter dir, du siehst eine leere Fläche und fühlst, dass du nicht hinunterklettern willst. Hier oben hast du mehr Möglichkeiten. Du fühlst einen Hauch, um dich bewegen sich die Zweige, die Blätter. Du fühlst eine angenehme Brise auf deiner Haut. Du nimmst etwas wahr. Du siehst hinauf zum Himmel und siehst, dass er sich verfinstert. Gleich darauf spürst du etwas, das sich um deine Haut legt, du fühlst Frische. Auf deinem Beobachtungsstand siehst du, wie sich die Erde unter dir verwandelt, es wachsen neue Äste aus dem Boden, die zu Bäumen werden. Auf einmal siehst du viele Bäume, kleine und große. Jetzt wirst du neugierig, kletterst hinunter vom Baum und untersuchst den Boden. Der Boden lebt, vieles entspringt dem Boden, eine Vielfalt von Leben. Alles durch das Belebende, das vom Himmel kam. Du setzt dich auf die Erde und fühlst Leben. Du fühlst, alles ist Leben um dich herum. Du spürst Bewegung, auch du hast das Bedürfnis, dich zu bewegen. Alles um dich ist Bewegung. Jetzt entdeckst du dieses Belebende, das sich gesammelt hat in einem großen Becken. Du hast das Bedürfnis, es zu spüren, und du berührst es. Es fühlt sich weich an. Deine Aufmerksamkeit richtet sich auf den Himmel und du siehst, wie der Himmel dieses große Becken berührt. Du bist voller Tatendrang, alles ist neu, aber so faszinierend. Du siehst dich gehen, auf der Erde. Aber wo ist der, der all das wahrnimmt? Du suchst, schaust rundherum, wie du es auf dem Baum der Erkenntnis getan hast. Du kannst dich nicht sehen. Du fragst dich »Wer bin ich, der diese Empfindungen hat?« Die Antwort ist die Bewusstwerdung des eigenen Selbst durch Wahrnehmen, Empfinden, Beobachten, die eigene Erkenntnis führt dich zu dir.

Dein Potenzial vorwärts zu gehen

Du fragst dich in vielen Situationen »warum?«. Welche Antwort erwartest du? Wohl immer eine, die dich befriedigt. Es gibt einen kleinen und einen große Plan in deinem Leben. Den kleinen Plan kannst du jeden Augenblick bestimmen und auch ändern. Der große Plan ist die Verbindung zu allem, was ist. Vieles erscheint dir als unklar, schon allein die Vorstellung, irgendetwas mit Krieg, Hunger, Not auf der Welt zu tun zu haben. Was kann ich daran ändern? Genau das ist die große Herausforderung und Chance für dich, auch im großen Plan mitzuwirken. Und wenn du dein Leben genau betrachtest, geschieht das Gleiche, das in der Welt passiert, mit dir, in dir. Wo kannst du etwas verändern? Bei dir, in dir, somit tust du etwas für dich als Individuum, aber auch für das Ganze – für die Einheit.

Erst wenn du in dir selbst die Erkenntnis suchst, wenn du dich von innen nach außen ausdehnst, dann wird dir vieles klar. Es geht nicht nur um äußere Erfolge, im Sinne von »Erfolgsmenschen«. Das Streben nach Erfolg, nach Anerkennung ist ein Ziel, das du vielleicht anstrebst, aber es bringt dich nur einen kleinen Schritt weiter. Deine Seele hat einen größeren Plan für dein Vorwärtsgehen. Denn du bist ja Seele. Du hast in der Vergangenheit bestimmte Erfahrungen gemacht, die dazu führten, dass du mehr Verständnis für dich selbst und dein Umfeld empfindest. Nicht immer waren es angenehme Erfahrungen und doch haben sie dich weitergebracht. Jede dieser Erfahrungen ist eine Stufe deiner Entwicklung und bringt dich deinem Lebensplan näher. Durch die Verbindung mit deinem göttlichen Selbst werden dir deine Rolle, die du spielst, die vielen Stationen und Ereignisse immer klarer. Du erkennst Zusammenhänge in deinem Leben und auch im Leben anderer. Du kannst erkennen, was deine Lebensaufgabe ist, für die du dich entschieden hast. Durch die Öffnung des Geistes kannst du Dinge erkennen, die nicht aus deiner Ratio entstanden sind. Solche Erkenntnisse wirken wie Durchbrüche, die dir ein neues Verständnis von Zusammenhängen ermöglichen, über die du früher nicht einmal nachgedacht hast. Oft empfindest du Emotionen und weißt nicht, sind es die deinen oder die deines Gegenübers oder betreffen sie euch beide. Und plötzlich spürst du ein Strömen durch deinen Körper und spürst in dir eine tiefe Ruhe, die auch dein Gegenüber empfindet. Das sind die Zustände, wo du spürst, dass etwas geschehen ist: Erkenntnis oder auch Heilung.

Vieles verändert sich in deinem Leben. Du hast neue Ideen, du denkst anders als bisher, auf einmal hast du einen anderen Zugang zu Freiheit, Liebe, Freundschaft. Am Anfang fühlst du dich vielleicht einsam. Du weißt nicht, wie du mit all dem Neuen, das auf dich zukommt, umgehen sollst. Doch später bist du nur mehr neugierig, wissbegierig, noch mehr zu erfahren. Ab einem bestimmten Zeitpunkt kannst du bewusst bestimmte Situationen lenken, wenn du auf die Signale achtest, die dir gegeben werden. Es kann aber auch passieren, dass sich dein Ego dazwischenschaltet und versucht, dir etwas einzureden. Auch diese Erfahrung ist wichtig, damit du deine Bodenhaftung nicht verlierst. Damit du erkennst, dass bestimmte negative Erfahrungen durchaus einen Sinn haben. Dass sie dir helfen, eine neue Sichtweise zu bestimmten Ereignissen zu bekommen. Dadurch kannst du dich auf deine Aufgabe vorbereiten und dein inneres Wachstum entwickeln. Auch lernst du, bestimmte Zustände zu transformieren. Durch deine innere Reise entwickelst du Mitgefühl zu den Menschen, die in ihren negativen Gefühlszuständen gefangen sind. Du führst sie durch Gespräche auf eine bestimmte Erkenntnisebene. Von dieser Ebene aus gelingt es ihnen dann auch, mit ihren Problemen konstruktiv umzugehen.

Stelle dir immer wieder die Frage, was du für dich tun kannst, um ein erfülltes Leben zu leben. Dazu ist es notwendig, aus den Begrenzungen des Alltags, die dich immer wieder erreichen, herauszutreten und auch in scheinbar sinnlosen Tätigkeiten einen Sinn zu sehen. Neue Einsichten können dich immer und überall erreichen. Nimm sie einfach an und tue sie nicht als bloße Fantasie ab. Es kommen immer mehr Erkenntnisse in dein Leben, aber du darfst vertrauen, dass du alles, was auf dich zukommt, auch verkraften kannst. Du wirst vor keine unlösbaren Aufgaben gestellt. Viele Dinge, die du früher abgelehnt oder in Frage gestellt hast, sind jetzt für dich ganz normal. Das ist eben dein neuer Zugang zu deinem göttlichen Selbst. Deine Leichtigkeit, die Fülle, die sich auch im Außen zeigt, sagt dir, ob du vorwärts gehst!

Dein Leben ist ein Spiegel deines Denkens!

Alles, was dir im Leben passiert, ist von dir selbst erschaffen worden. Nicht jeder findet bei seiner Geburt ideale Voraussetzungen, aber jeder hat die Möglichkeit, entsprechend seiner Talente sein Leben so zu gestalten, dass es erfüllt ist. Diese Aussage ist für viele

Menschen schwer zu verstehen. Denn sie bedeutet, es müsste jeder Selbstverantwortung übernehmen. Selbstverantwortung ist aber etwas, das Angst auslöst, man wäre dann ja selber schuld, wenn etwas danebengeht. Aber genau die Selbstverantwortung ist ein Wendepunkt in deiner inneren Entwicklung. In vielen Heilslehren wird von Verzeihen gesprochen, man soll dem anderen verzeihen. Aber genau das ist ein Punkt, den wir uns ganz genau anschauen sollten: Warum wirst du zornig, aggressiv, depressiv? Du wirst es, weil etwas nicht nach deiner Vorstellung, nach deinen Wünschen geht, und projizierst es auf den anderen. Diese Situationen geben dir die Gelegenheit, dich selbst zu erkennen. Den anderen solltest du dankbar sein, dass sie sich als Spiegel deiner selbst zur Verfügung gestellt haben. Verzeihe dir selbst, erkenne dich im anderen. Wir spielen viele Rollen in unserem Leben, einmal fühlen wir uns als Opfer, Täter, aber auch als Retter. Jede dieser Rollen hilft uns auf unserem Erfahrungsweg.

Befinden und Befund

In unseren alten Sprichwörtern ist sehr viel Wissen und Weisheit enthalten. Man spricht davon, dass einem etwas zu Herzen geht, dass die Galle überläuft, dass sich einem der Magen umdreht und so weiter. Es geht hier um Gefühle, die ein bestimmtes Organ mehr oder weniger belasten. Bevor jedoch dieses Organ reagiert und auf einem Röntgenbild oder mit einer anderen Untersuchungsmethode ein Defekt feststellbar ist, zeigt sich ein Symptom in Form von Schmerz meist in den Gelenken: Man kann den Arm nicht mehr heben, das Knie schmerzt beim Laufen, der Ellbogen zwickt oder der »Tennisarm« macht sich beim Achtzigjährigen bemerkbar. All das sind deutliche Zeichen einer energetischen Unterversorgung eines oder mehrerer Organe. Es sind deutliche Hinweise, dass dem Organ durch emotionale und mentale Belastungen Energie abgezogen wurde. Aber gerade diese Hinweise werden übersehen und es wird fleißig am schmerzenden Gelenk operiert, geglättet, ein Knochenteil oder Meniskus entfernt oder ein Medikament verschrieben.

Die Erklärung dafür ist, dass das Energiesystem viel früher reagiert als ein Organ und dass jedes Organ mit dem gesamten Körper verbunden ist. Ähnlich ist es auch mit Rückenschmerzen, die so viele Menschen plagen. Der übliche medizinische Weg sind Röntgenaufnahmen, Bandscheibenoperationen, schmerzstillende Medikamente, Injektionen, Infusionen, Ultraschall, Strombehandlungen und so weiter. Keiner dieser schmerzgequälten Menschen, aber auch keiner der überlasteten Schulmediziner denkt daran, dass hinter all diesen Beschwerden eine viel tiefere Ursache steckt, die man nicht auf dem Röntgenbild sieht. Denn Gefühle lassen sich auch mit noch so guten Diagnosegräten nicht feststellen. So bleibt den Patienten scheinbar nichts anderes übrig, als das vorher beschriebene Procedere durchzumachen.

Man sieht es oft bei Menschen, die krankheitshalber in Pension gegangen sind. Bis zu diesem Zeitpunkt hatten sie tatsächlich kaum erträgliche Schmerzen und waren nicht fähig, ihre Arbeit auszuüben. Sobald sie allerdings vom Druck des Berufslebens befreit sind, sind die Schmerzen erträglich oder meist überhaupt nicht mehr vorhanden – obwohl die Bandscheibe immer noch die gleiche ist. Es kann natürlich auch das Gegenteil eintreten: Jemand hat ein erfülltes Berufsleben und geht in Pension. Bis dahin war er völlig gesund, plötzlich kommt durch diese Lebensveränderung und die fehlende Aufgabe der Pensionsschock in Form von verschiedenen Krankheiten.

Oft kommt es aber auch vor, dass das Röntgenbild ohne Befund ist. Dann wird erklärt, es sei eine Entzündung. Der arme Patient geht nun von einem Facharzt zum anderen. Der Orthopäde stellt plötzlich fest, dass ein Bein länger als das andere ist. Wahrscheinlich ist der mittlerweile 45-Jährige noch gewachsen, aber leider nur das rechte Bein. Es wird eine zentimeterdicke Einlage zum Ausgleich der unterschiedlichen Längen verschrieben, was natürlich nicht ausgleicht, sondern die Fehlstellung des Körpers stabilisiert (mehr dazu im Kapitel »Die Statik unseres Körpers – das Skelett«). Endlich – nach einem Jahr – wird wieder ein Röntgenbild gemacht und Gott sei Dank ist endlich ein Bandscheibenvorfall zu sehen, der sofort operiert gehört.

Diese Geschichte deckt sich mit der Erzählung eines Klienten von mir. Er sollte an der Bandscheibe operiert werden und suchte sich dazu einen sehr bekannten Spezialisten für Bandscheiben-Operationen. Vor dem ersten Eingriff war ein hoher Betrag fällig. Da dann nochmals operiert werden musste, war nochmals ein kleinerer Betrag zu bezahlen, aber die Schmerzen wurden nicht weniger. Ich möchte hier ausdrücklich betonen, dass ich nicht glaube, dass dies Standard ist. Aber Ähnliches wurde mir von einigen Personen berichtet.

Was war nun der Grund für die gesundheitlichen Probleme dieses Mannes? Er war zu dieser Zeit in wirtschaftlichen Schwierigkeiten. Die Angst, es nicht zu schaffen, ging ihm sprichwörtlich an die Nieren. Durch das Erkennen des Problems und vor allem den Einfluss auf seine Gesundheit und durch das Aktivieren des Energiesystems war der Mann spontan von seinen Schmerzen befreit und hat bis heute – einige Jahre später – keinerlei Bandscheibenprobleme mehr gehabt.

Dies ist ein einziger Fall. Aber ich habe hunderte ähnlich gelagerte Fälle erlebt. Menschen, die dauerhaft schmerzfrei sind, oder auch solche, die keine Operation mehr benötigten. Gerade bei Schmerzen des Bewegungsapparates ist die klassische Medizin überfordert und stößt meiner Meinung nach an ihre Grenzen.

Oft zeigen Röntgenbilder aber auch starke Abnützungen. Bei mir selbst war das zum Beispiel der Fall. Ich hatte mit 22 Jahren einen Verkehrsunfall mit Fraktur des vierten Lendenwirbels. Dadurch war die Bandscheibe zwischen viertem und fünftem Lendenwirbel stark eingeengt und man wollte mich unbedingt operieren. Aber ich weigerte mich. Und das war gut so. Ich hatte in den folgenden Jahren zwar immer wieder Rückenschmerzen, war auch einige Male auf Kur. Aber eigenartiger Weise habe ich jetzt mit über sechzig schon jahrelang keinerlei Probleme mehr, obwohl man mir sagte, dass sich mein Zustand mit zunehmendem Alter verschlechtern würde. Ich weiß nicht, wie mein Röntgenbild heute aussehen würde. Es interessiert mich auch nicht. Mich interessiert mein Befinden, nicht mein Befund. Aber natürlich habe ich auch eine Erklärung für mich, warum das so ist: Ich bin heute wesentlich ausgeglichener als in jungen Jahren.

Passend zu diesem Thema möchte ich hier noch über einen speziellen Fall berichten. Es handelt sich um einen unserer prominentesten österreichischen Sportlern. Er hatte einen Verkehrsunfall und seine schweren Verletzungen wurden hervorragend schulmedizinisch versorgt. Ich vergleiche solche Operationen oft mit Elektro-Installationen: Die Leitungen wurden verlegt, die Hardware verschraubt. Aber wir wissen, dass die beste Installation nichts nützt, wenn der Strom nicht eingeschaltet wird. So war es auch in diesem Fall. Dieser Sportler hatte sicher viele Möglichkeiten in Anspruch genommen, aber der durchschlagende Erfolg wollte sich nicht einstellen. Durch Günther Chromicek – den Cheftrainer der Nordischen Kombinierer – lernte ich im Jahr 2002 den Trainer dieses Sportlers kennen und wir beschlossen, es mit Energiearbeit zu versuchen. Der Rennläufer kam zu mir und wir arbeiteten energetisch an seiner Verletzung, um den »Strom« – die Lebensenergie – wieder zum Fließen zu bringen. Und ich spürte, dass etwas geschah. Ein paar Monate später, Oktober oder November, traf ich ihn wieder in der Ramsau und behandelte ihn nochmals. Nach dieser Behandlung spürte und wusste ich, »der Strom ist wieder eingeschaltet«. Er konnte im folgenden Jänner ein sensationelles Comeback feiern. Dass so etwas passieren kann, hat natürlich mit allen Beteiligten zu tun, mit konsequentem Training, mit den Betreuern, mit dem gesamten Umfeld des Sportlers. Und doch weiß ich, dass auch mein Impuls ein wesentlicher Beitrag zur Genesung war.

An dieser Stelle möchte ich noch über zwei weitere Fälle berichten. Wie ich schon geschrieben habe, passiert Heilung auf verschiedenen Ebenen. Bei diesen beiden Fällen passierte die Heilung auf geistiger Ebene.

Die Eltern eines drei Monate alten Kindes kamen auf Empfehlung von Felix Gottwald zu mir. Die medizinische Diagnose des Arztes lautete, der Schädelknochen wäre nicht richtig zusammengewachsen bzw. wächst schief und das müsse man aus »chirurgischen und optischen Gründen« sofort operieren. Laut Aussage des Vaters wäre das eine sehr schwierige Operation mit Öffnung des Schädels gewesen. Der Vater zog dann noch einen Spezialisten aus Deutschland hinzu, der zwar eine andere Diagnose stellte, aber mit dem gleichen Ergebnis, nämlich einer sofortigen Operation. Es wurde dann ein weiterer Spezialist kontaktiert, der aber der Meinung war, man sollte mit der Operation warten, bis das Mädchen ein Jahr alt wäre. Obwohl der Vater des Kindes zu Energiebehandlungen eher skeptisch eingestellt war, kam er mit dem kleinen Mädchen zu mir. Er kennt Felix Gottwald sehr gut und dachte sich, man kann das ja einmal probieren. Für einen Außenstehenden sah die Behandlung so aus: Sanfte Berührungen am Kopf und am Körper. Der Erfolg war sensationell, selbst die Ärzte sprachen von einem »Wunder« und gaben nach vier Wochen Entwarnung. Es wäre keine Operation mehr nötig. Was war bei dieser Behandlung passiert? Ich habe das Kind auf geistiger Ebene erreicht, ein Kind, das noch nicht geprägt ist von Erwartungen und Vorstellungen. Dieses Kind war bereit, geheilt zu werden. Die energetische Behandlung eines Kleinkindes ist nur über Kommunikation auf geistiger Ebene möglich.

Der zweite Fall ist ein pensionierter Schulmediziner. Er war in einem Privatkrankenhaus, saß im Rollstuhl und war körperlich ein Pflegefall. Seine Frau ist pensionierte Medizinerin, sein Sohn ist ebenfalls Mediziner, seine Tochter Psychologin. Sein zweiter Sohn, der in einer anderen Berufssparte tätig ist, holte mich in das Krankenhaus, obwohl sein Bruder, der Mediziner, einer energetischen Behandlung ablehnend gegenüberstand. Man ließ mich allein mit dem Vater. Ich fühlte mich gleich von Beginn an sehr verbunden mit ihm. Er erzählte mir, dass er sein ganzes Leben bestrebt war, Menschen zu helfen. Das löste in meinem Herzen ein Gefühl von Wärme aus, denn auch ich fühle in mir das dringende Bedürfnis, Menschen zu helfen. Er fragte mich, wie ich arbeite. Ich erklärte ihm, dass ich intuitiv energetisch arbeite und mich bei meinen Behandlungen von einer inneren Führung leiten lasse. Er verstand, dass nicht nur sein studiertes Wissen den Menschen weiterhelfen kann. Wir redeten über alle möglichen Themen, doch ich hörte heraus, dass ihm seine Pensionierung sehr zu schaffen gemacht hatte. Wir sprachen darüber, dass es in jedem Alter möglich ist, etwas Sinnvolles zu tun und auch noch zu neuen Erkenntnissen zu gelangen. Bald nach unserem Zusammentreffen war es ihm möglich, wieder selbstständig zu essen. Nach einer weiteren Behandlung, diesmal schon in seiner Wohnung, konnte er wieder alleine gehen. Kurze Zeit später hörte ich, dass er wieder mit dem Auto fuhr und Urlaub gemacht hätte. Man erklärte sich seine Heilung damit, dass sich ein Blutgerinnsel aufgelöst hätte. Es kann durchaus so gewesen sein, ich sehe aber einen weitere Aspekt: Wir haben uns auf der gleichen Schwingungsebene getroffen. Es war die Liebe zu unserer Arbeit. Dieses Gefühl, für Menschen da zu sein, hat bewirkt, dass das Energiesystem zum Schwingen gebracht wurde. Liebe ist allumfassend, Liebe schafft Verbindung, Liebe heilt.

Der Weg nach Hause

Die Wahrheit beginnt immer wieder mit einer neuen Wahrheit. Die Zeit ist eine Wahrheit, so glauben wir. Doch auch die Zeit ist etwas Relatives. So ist die Zeit ein Meilenstein. Wenn wir einen Meilenstein erreicht haben, wissen wir, dass es einen weiteren gibt. Wir sind Wanderer – ohne Ziel. Wichtig ist nur, dass wir uns auf Wanderschaft begeben. Das Unsichtbare ist ständig bei uns, es ist in uns und um uns. Wohin mein Blick auch fällt, das Unsichtbare begleitet mich. Meine Augen haben vieles schon gesehen, auch wenn ich durch die Nacht ging. Die Nacht wurde mir zum Freund, sie erhellt mein Denken. Der Glaube erweckt meine Neugier, doch er kann mir das Rätsel nicht lösen. Ich suche nach dem Weg, ich warte, dass er sich zeigt, damit ich ihn beschreite. Mein Herz ist weit offen, um das Unsichtbare zu erfassen. Ich bin in einem Zustand, wo mein Geist hellwach ist, doch mein Körper schläft. Durch diesen dunklen Tunnel gehe ich noch. Ich sehne mich nach Ruhe, nach Frieden, nach dem Unsichtbaren. Meine Augen beginnen zu suchen, doch sie sind blind. Sie können nicht sehen, was ich empfinde, ich gehe durch eine Nebelwand. Ich weiß, ich muss sie durchschreiten. Es macht mir nichts aus, dass ich nichts sehe, doch etwas in mir beginnt zu sehen, es ist mein Herz. Es zeigt mir den Weg. Es sieht die Nacht erhellt, der Nebel weicht, ich sehe etwas, was ich schon immer kenne und doch immer wieder suche. Ich sehe das Ewige, das mir so fern schien, dabei war es immer mein Begleiter. Durch die Nacht, durch den Nebel, ein kleiner Schritt und schon verändert sich mein Dasein. Viele Male bin ich den Weg gegangen, doch erscheint er mir immer wieder neu. Die Zeit steht still, es gibt kein Gestern und kein Morgen. Alles ist in diesem Augenblick. Ich höre eine mir wohlbekannte Stimme, die sagt: »Du bist daheim. Vieles hast du erlebt auf deiner Wanderschaft, ohne Ziel bist du aufgebrochen, doch dein Weg hat dich nach Hause geführt.«

Die entwurzelte Menschheit

Die Vorzüge einer Gesellschaft sind, dass der Einzelne sich aufgenommen und integriert fühlt. Die Gesellschaft vermittelt uns ein Gefühl der Geborgenheit, der Einzelne braucht nicht selbstständig zu denken, die Institution übernimmt nach außen hin die Verantwortung, vermittelt Glaubenssätze, die – je öfter man sie hört – bereitwillig als Wahrheit anerkannt werden. Dadurch wird die eigene Wahrnehmung verschüttet. Durch das Zuschütten der eigenen Wahrnehmung ist der Einzelne immer mehr das Produkt der Außenwelt und es fällt ihm gar nicht mehr auf, dass er keine eigene Meinung mehr hat, sondern allzu oft die Meinung vertritt, die ihm vorgegeben und vorgekaut wurde.

Diese entwurzelte Menschheit sieht sich getrennt von der Natur, versucht nicht zu erkennen, sondern zu verdrängen. Der Traum dieser entwurzelten Menschheit ist, ihre eigenen Machtansprüche in den Vordergrund zu stellen. Daraus ergeben sich die unterschiedlichsten Machtsysteme, die sich »Machterhaltung« zur Hauptaufgabe gemacht haben. Dazu bedarf es einer straffen Organisation, die sogleich versucht, jeden Gedanken der Erneuerung, der nicht in ihrem Sinn ist, im Keim zu ersticken.

Diese Gesellschaft, die sich jetzt meiner kritischen Beobachtung bietet, ist bestrebt, ihr Gedankengut den Menschen so nahe zu bringen, als wäre alles, was sie propagiert, das Absolute, das einzig Wahre, das einzig Richtige. Die Institutionen wissen natürlich genau, wie man Menschen gefügig für die eigenen Zwecke machen kann. So ist es ein Leichtes, wo es nur geht, die Angst ins Spiel zu bringen. Ein bisschen Angst ausgestreut und der unselbstständige Mensch tanzt nach der Musik, die man ihm vorspielt.

Das gravierendste Beispiel ist die neuerdings auch von der Politik so sehr propagierte Gebärmutterhalsimpfung für Jugendliche zu Beginn der Pubertät.

Werbung, die unter die Haut geht

»Als Mutter erlebe ich, wie schnell meine Tochter groß wird und schon bald ihr eigenes Leben führt«, sinniert eine bekannte deutsche Designerin mit warmherziger, selbstbewusster Stimme in einem Werbespot zum Thema Gebärmutterhalsimpfung. »Ich will nicht, dass Gebärmutterhalskrebs dieses Leben in Gefahr bringt«, so die Designerin weiter, »deshalb schütze ich meine Tochter schon heute vor dem Virus, das den Krebs verursachen kann. Tun Sie's auch!« Müssen da nicht verantwortungsbewusste Mütter von der sanften Atmosphäre des kleinen Films ergriffen sein? Während die Designerin spricht, liegt die Hand ihrer Tochter in ihrer und verwandelt sich langsam von einer niedlichen Babyhand in eine anmutige Teenagerhand. Wer denkt da noch darüber nach, ob die Impfung wirklich sinnvoll ist? Wer prüft da noch Argumentationen?

Das zeigt uns nur allzu deutlich, welchen Einfluss Medien auf das Massenbewusstsein haben. Auf das Thema »Impfen« möchte ich später noch ausführlicher eingehen. Ich möchte auch hier mit aller Deutlichkeit zum Ausdruck bringen, dass ein Virus aus meiner Sicht niemals die Ursache einer Erkrankung ist, sondern dass verschiedene Faktoren zutreffen müssen, damit sich ein Virus erst einmal ausbreitet oder dass sich eine Zelle verändert. Von einem »Riesenerfolg« zu sprechen, wenn ein Virus gefunden wurde, den man bekämpfen kann, ist Blauäugigkeit in höchster Form.

Ein weiteres Beispiel für den Einfluss der Medien sind die stündlichen Lokalnachrichten im Radio. Es reiht sich eine Unfallmeldung an die andere. Ich bin natürlich absolut für Presse- und Meinungsfreiheit. Aber ich frage mich dennoch jedes Mal, was mir diese Information sagen soll. Beispiel: Ein Autofahrer ist aufgrund überhöhter Geschwindigkeit im Ort XY an einen Baum gefahren und wurde dabei schwer verletzt. So leid es mir für den Betroffenen tut, aber was heißt das für mich? Soll ich jetzt nicht mehr Auto fahren, soll ich diese bestimmte Straße und den Ort XY meiden oder soll ich alle Straßen, an denen Bäume stehen, meiden? Welcher Sinn steckt hinter dieser Art von Meldungen? Es ist für mich kein Sinn erkennbar, außer der, Angst und Unsicherheit zu verbreiten und die Sensationsgier Unverbesserlicher zu befriedigen. Dazu kommt, dass unsere Körperzellen im Laufe ihres Lebens alle Informationen speichern. Jede Speicherung bewirkt eine Veränderung in den Zellen. Da wir von einer Flut an Informationen und Werbung überrollt werden, sind unsere Zellen in einer Art Dauerstress. Unsere Wahrnehmung wird durch die vielen Eindrücke vom rationalen Denken in die Gefühlswelt transportiert. In der Welt der Gefühle gibt es eine andere Wirkung auf unseren Körper als durch das rationale Denken, die Gefühlswelt geht tief in unser Unterbewusstsein. Durch diese ständige Überbelastung schaltet der Körper ein »Sicherheitssystem« ein, um einen Kollaps des Energiesystems zu verhindern. Die vorgegebenen Standardwerte wie Blutdruck, Puls,

Blutbild, Hormone sind plötzlich aus der »Norm«. In diesem Fall macht es wenig Sinn, diese Werte mit Medikamenten zu regulieren, sondern wir sollten darauf achten, welche Informationen wir an uns heranlassen. Denn im Grunde hat sich das kluge Regulationssystem unseres Körpers eingeschaltet.

Politik im Tiefschlaf – oder Wie vergeude ich mein Potenzial?

Die Frage »Wie vergeude ich mein Potenzial?« richtet sich an alle, besonders jedoch an Politiker, bei denen die Verschwendung von Potenzial offensichtlicher ist und scheinbar zur politischen Arbeit gehört. Energiemissbrauch und Potenzialvergeudung beginnt, wenn ich mein geistiges Potenzial dazu missbrauche, andere schlecht zu machen, anzuklagen, ihnen Vorwürfe zu machen, sie der Unwahrheit bezichtige und die Vergangenheit immer wieder aufleben lasse. Kommt uns das nicht bekannt vor? Werden wir mit diesem Spiel nicht täglich in den diversen Medien konfrontiert? Durch die Verschwendung innerer Ressourcen ist zu wenig Energie da für ein konstruktives Miteinander. Denn nur ein Miteinander ermöglicht es uns, dass wir uns vom langweiligen Spiel, das Macht heißt, lösen können. Wenn sich uns immer das gleiche Bild oder das gleiche Spiel bietet, werden wir dessen überdrüssig. So auch in der Politik – es entsteht Politikverdrossenheit. Bei sogenannten politischen Diskussionen werden vorwiegend Monologe gehalten, die eigenen Standpunkte vertreten und kaum zugehört, was der andere zu sagen hat. Wenn wir die innere Macht, die in jedem von uns vorhanden ist, dazu nutzen, unser ganzes geistiges Potenzial auf das Allgemeinwohl zu richten, ohne für uns den alleinigen Wahrheitsanspruch geltend zu machen, tragen wir zum eigenen Wohle und zum Wohle anderer bei. Wenn wieder konstruktive Bewegung in das Spiel der Politik kommt, wenn Politiker versuchen, auch den Standpunkt ihrer Mitbewerber zu verstehen und unabhängig von einer vorgegebenen Parteilinie entscheiden dürfen, erst dann wird Neues möglich sein. Es ist wie mit einer wunderschönen Aussicht. Wenn ich durch ein Fenster schaue, habe ich immer denselben Blickwinkel. Erst wenn ich das Haus verlasse, eröffnet sich mir eine erweiterte Perspektive. Aber auch diese erweiterte Perspektive ist irgendwann zu eng und es bedarf wieder einer Bewegung.

Meine Vision eines Politikers der Zukunft ist die: zuhören, ernsthaft diskutieren, alte Denkmuster und Dogmen hinterfragen und bereit sein für völlig neue Denkansätze – selbstbewusst und ohne Angst um Wählerstimmen. Zum jetzigen Zeitpunkt vielleicht noch Illusion, aber ich denke, auch in der Politik wird sich vieles ändern (müssen).

Die Rolle des Menschen im Ökosystem

In einer Gesellschaft, in der Profitmaximierung das Ziel aller Unternehmen ist, darf es uns nicht wundern, dass auch Krankenhäuser unter dieser Voraussetzung geführt werden. Ärzte verdienen ihren Lebensunterhalt auch nicht durch das Gesundwerden ihrer Patienten, sondern die Kranken sind es, die ein regelmäßiges Einkommen sichern. Das indirekte Ziel unseres sogenannten Gesundheitswesens ist die Aufrechterhaltung eines gewissen »Krankheitslevels«. Jetzt kann man natürlich auch ganzheitlich orientierten Ärzten oder Therapeuten unterstellen, nicht am vollkommenen Gesundwerden ihrer Patienten und Klienten interessiert zu sein. Aber der Ansatz ist ein anderer, einem ganzheitlich orientierten Therapeuten oder Arzt liegt ein anderes Weltbild zu Grunde.

Wenn der Mensch erkennt, dass körperliche Gesundheit nur ein Teil eines Gesundheitssystems ist und dass auch die Gesundheit der Gesellschaft und der Natur mit einbezogen werden müssen, wird er nicht umhin kommen, sich mit geistig spiritueller Entwicklung zu beschäftigen. Um in diese Richtung zu kommen, können wir am ehesten bei unserem Köper ansetzen, weil der Körper unser größter

Lehrmeister ist – wenn wir seine Sprache verstehen. Schon in vergangenen, hochentwickelten Kulturen wurde dem Körperkult eine große Bedeutung beigemessen. Der Körper ist die Basis zu einem ganzheitlichen Verständnis, er kann aber nur über das Bewusstsein erfasst werden. Eine solide Grundlage dazu ist, wenn ich mich in meinem Körper wohlfühle. Ich kann dem Körper von außen Gutes tun, über Ernährung, Bewegung, Entspannung, Reinigung. Das, was wir unserem Körper von außen geben, müssen wir ihm aber auch innerlich geben in Form von geistiger Nahrung, geistiger Bewegung, Entspannung und Reinigung unserer Gedanken. Wenn wir beginnen, unseren Körper zu verstehen, werden wir auch die Natur verstehen. Alles, was wir unserem Körper antun oder nicht antun, tun wir der Gesellschaft und der Natur an. Es wird uns nicht gelingen, die Natur zu retten, wenn wir unsere Körper mit Medikamenten vergiften, mit genmanipulierten Nahrungsmittel, die nichts Lebendiges mehr in sich haben, vollstopfen. Das Innen spiegelt sich im Außen. Unsere kollektive innere Haltung spiegelt sich in der Natur, in den klimatischen Extremen der vergangen Jahre, damit wir daraus lernen und bewusster werden. So wie wir auf Körperebene nur Symptome verdrängen, so glauben wir auch, mit Symptombeseitigung, wie z. B. CO_2-Reduzierung, die Natur retten zu können. Wir machen uns Gedanken über die Umwelt, über die Verunreinigung der Gewässer, über die Verunreinigung der Luft, die Abholzung der Regenwälder. Wir setzen uns für den Umweltschutz ein, gegen Atomkraftwerke und so weiter. Wir erfreuen uns beim Anblick einer naturbelassenen Landschaft und möchten diese erhalten. Aber jeder Versuch, die Natur mit dem Verstand zu begreifen, ist zwecklos, denn die Schöpfung in ihrer Ganzheit ist nicht mit dem Verstand, sondern nur mit dem Herzen zu erfassen. Warum wollen wir im Außen versuchen, die Welt zu verändern? Wo wir ganz leicht etwas verändern können, ist bei uns selbst.

Wenn wir mit der Selbstverantwortung – Verantwortung für uns selbst – beginnen und diese in die Tat umsetzen, übernehmen wir gleichzeitig auch Verantwortung für unsere Umwelt. Alles, was wir uns selbst antun, im »Positiven« wie im »Negativen«, tun wir auch unserer Umwelt an. Wenn ich von der Umwelt spreche, dann meine ich nicht nur die Natur, sondern auch meine Mitmenschen, Tiere, Pflanzen, also alles, was mich umgibt!

Umweltschutz fängt bei uns selbst an. Hören wir endlich auf, unseren Körper mit Gedanken zu vergiften, indem wir im Außen ein Feindbild suchen, das wir anklagen oder verurteilen. Hören wir endlich auf, den Andersdenkenden zu bekämpfen, zu beschimpfen oder von unserer Wahrheit überzeugen zu wollen. Hören wir endlich auf, unseren Körper als Sondermüllschlucker zu gebrauchen.

Ein grüner Politiker hat ein Buch geschrieben mit dem Titel »So retten wir die Erde«. Ich war sehr neugierig und wollte wissen, welche Ansätze er vertritt. Im Buch ging es hauptsächlich um Möglichkeiten, Strom zu sparen, um neue Technologien, um erneuerbare Energie und so weiter. Was mir in seinen Ausführungen gefehlt hat, ist das Thema »Bewusstsein«. Es geht meiner Meinung nach in erster Linie um Bewusstsein. Nur durch Veränderung des Bewusstseins haben wir die Möglichkeit, unsere Erde und uns zu retten.

Unser Denken und Handeln wird durch äußere Einflüsse so gelenkt, dass wir glauben, wir bräuchten ständig ärztliche Kontrolle und medikamentöse Behandlung, um gesund zu bleiben. Aber gerade der Einsatz von chemischen Arzneimitteln hat das System Mensch nicht gesünder, sondern anfälliger für alle möglichen Keime und Krankheiten gemacht. Das Gleiche gilt für die Landwirtschaft. Es wird den Landwirten suggeriert, der Boden benötige massive Zufuhr von Düngemitteln und Chemikalien, um produktiver zu werden. In beiden Fällen hat diese einseitige Sichtweise, die nur auf Profit ausgerichtet ist, das natürliche Gleichgewicht des Systems Leben gestört und dadurch zahlreiche Krankheiten erschaffen.

Alle Systeme sind miteinander verbunden. Jedes Ungleichgewicht in der Landwirtschaft und im Boden wirkt sich auch auf den Menschen aus und umgekehrt. Die Nahrung wird über den Boden beeinflusst und somit die Gesundheit derjenigen, die diese Nahrung zu sich nehmen, nämlich von uns allen. Ein fruchtbarer Boden ist lebendig. Der lebendige Organismus ist ein komplexes Ökosystem, das sich in einem harmonischen Kreislauf bewegt und Bodenbakterien, Pflanzen, Tiere und Menschen einbezieht. Die massive Anwendung von chemischem Dünger und Schädlingsbekämpfungsmitteln hat den Boden krank gemacht. Und wir nehmen die Nahrungsmittel zu uns, die aus diesem kranken Boden kommen. Jetzt versucht die Pharmaindustrie, uns Menschen mit Hilfe von Chemie wieder gesund zu machen und belastet wiederum das gesamte Ökosystem. Es ist ein einziges Theater, das von sehr viel Unverständnis zeigt und mich an unserer sehr oft einseitig denkenden Wissenschaft zweifeln lässt. Wie unsere Landwirte manipuliert werden, zeigt auch das Beispiel, dass sie nicht mehr das anbauen dürfen, wofür der vorhandene Boden geeignet ist. Es wird ihnen vorgeschrieben, das anzubauen, was der Markt diktiert. Die Veränderung kann nur durch die logische Erkenntnis des Einzelnen erfolgen.

Du musst Veränderung wollen.
Ich meine wirklich wollen, sie ersehnen.
Die materielle Welt widersetzt sich Veränderungen,
die unsichtbare Welt des Geistes ruft nach Veränderungen.
Du entscheidest, in welcher Welt du leben willst!

Lebensmittel Wasser

Wenn wir Wasser als ein Lebensmittel – im wahrsten Sinn des Wortes – betrachten würden, dann könnten wir vieles verstehen, was in unserem Körper vor sich geht. Das Wasser ist nicht nur eine Flüssigkeit, sondern Wasser ist der Baustein des Lebens, Wasser ist Information. Was will ich damit sagen? Alles Leben entsteht durch Wasser. Wenn wir das Wasser als einen eigenständigen Organismus sehen, dann verstehen wir auch die Bedeutung des Wassers. Wasser verbindet alle Zellen. Wasser ist das Leben selbst.

Wasser lebt, alles Lebendige hat einen Ursprung. Wenn wir Wasser nur als Flüssigkeit sehen, ist das gleichbedeutend damit, den

Menschen nur als Körper zu sehen. Ein Körper ohne Leben ist tot. Nur bewegtes Wasser ist lebendig. Es gibt lebendiges Wasser und es gibt unbelebtes Wasser. Unbelebtes Wasser wurde getötet durch unsere »Nichtwahrnehmung«, vergleichbar mit einem Menschen, der gesellschaftlich nicht mehr wahrgenommen wird oder der sich selbst nicht mehr wahrnimmt. Diesem Menschen fehlt das Merkmal des Lebendigen. Alles Lebendige möchte frei sein. Der Mensch nimmt die unbändige Kraft des Wassers nur mehr in Form von Naturgewalten wie Überschwemmungen, Tsunamis, Lawinen und so weiter, wahr. Doch all diese Naturgewalten sind nichts anderes als Kräfte, die wirksam werden, wenn in der Natur Ungleichgewicht herrscht. Dämme zu bauen und Lawinenverbauungen zu errichten kann die Natur nur kurze Zeit hindern, das angestrebte Gleichgewicht wieder herzustellen. Die Natur besänftigen und beherrschen zu wollen heißt, sie nicht zu verstehen. Die Natur ist ein lebender, sich selbst regulierender Organismus. So versucht die Natur jedes Ungleichgewicht zu korrigieren. Wir nennen diese Korrekturen Katastrophen.

Das Wasser ist ein reinigendes, ausgleichendes Element. Überall dort, wo die Natur in ihrer Ursprünglichkeit vorhanden ist, ist auch der Wasserhaushalt in Ordnung. Die Natur kennt keine Feinde. Nur der Mensch glaubt in seiner begrenzten Sichtweise, er müsse die Natur korrigieren. Durch dieses Eingreifen in das »Immunsystem« der Natur setzt sie alle Reparaturmechanismen ein, wie Trockenheit, Überschwemmung, Erdbeben. Es ist ein Reinigungsprozess. Durch die Erkenntnis, dass Wasser für uns »Leben« bedeutet, sollten wir bestrebt sein, ein so wichtiges »Mittel« zum Leben in seiner Ursprünglichkeit zu erhalten. Wasserschutzgebiete zu schaffen heißt, dass wir glauben, die Wasserqualität in einem bestimmten Gebiet speichern zu können, und dieses gespeicherte Wasser leiten wir dann in langen Rohrleitungen in andere Gebiete. Ich frage mich, wie einfältig müssen Menschen sein, die so denken, gleichgültig, ob es aus Profitgründen oder aus Unwissenheit geschieht. Der von Umweltgiften belastete Regen fällt auch auf Wasserschutzgebiete. Das Wasser in seiner Ursprünglichkeit ist frei.

Lange Rohrleitungen nehmen dem Wasser seine belebende Kraft und dem Wasser müssen keimtötende Mittel zugefügt werden, weil das Wasser immer mehr an Energie verliert und sich nicht mehr selbst reinigen kann.

Für viele Menschen bedeutet reines Wasser keimfreies Wasser. Doch Wasser ohne Leben, ohne Energie ist nur eine Flüssigkeit, die uns am Leben erhält, die uns aber keine Kraft mehr gibt. Unsere Körperzellen mit leblosem Wasser zu versorgen heißt, dass wir aus unserem Körper eine stinkende Kloake machen. Alle Werte, die auf den Mineralwasserflaschen angegeben werden, sagen nichts aus über den Energiegehalt. Auch in einem toten menschlichen Körper kann man kurzzeitig noch Werte messen, aber er ist trotzdem tot, es fehlt die Energie. So ist es auch mit dem Wasser.

Es gibt einige Firmen, die Wasserbelebungsgeräte anbieten, um das Wasser neu zu informieren. Ja, Wasser ist informierbar, Wasser ist Informationsträger. Ich bin jenen Menschen dankbar, die sich so intensiv mit der Thematik »lebendiges Wasser« beschäftigen.

Zum Schluss komme ich noch auf den Wasserhaushalt des Menschen. Wir bestehen zu 70–80 % aus Wasser. Wir informieren mit unseren Gedanken und Gefühlen unser Körperwasser und dadurch unsere Körperzellen – mit allen damit verbundenen Konsequenzen! Wir brauchen kein totes Wasser, sondern lebendiges Wasser!

Wenn sich Politiker wirklich um unser Wohlergehen und unsere Gesundheit sorgen, dann sollten sie sich mit den Themen Wasser und Lebensmittel – mit den Merkmalen des Lebens – intensiver auseinandersetzen und verantwortungsvoller handeln. Es müssten all die toten Produkte mit den unzähligen chemischen Zuätzen wie Konservierungsstoffen, Geschmacksverstärkern und dergleichen aus den Regalen der Supermarktketten entfernt werden. Das sind keine Lebensmittel, das sind nur tote Nahrungsmittel, die uns krank machen! Das Zusammenwirken der unterschiedlichen Zusatzstoffe und die Wechselwirkungen mit Umweltgiften und Arzneimitteln führen zur Vergiftung unseres Körpers und der Natur. Dadurch kommt es zu Allergien oder anderen Krankheiten und zu einer Schwächung des Immunsystems mit den bekannten Folgen.

Wir brauchen nicht immer mehr **Nahrungs**mittel, sondern wir brauchen **Lebens**mittel. Nahrungsmittel füllen nur unseren Magen, liefern aber wenig Energie. Das ist auch der Grund, warum wir davon so viel brauchen. Wenn wir darauf achten, uns von natürlichen Lebensmitteln zu ernähren, würden wir wesentlich weniger brauchen und uns dadurch auch wohler und gesünder fühlen.

Evolution und Schöpfung

Die Menschheit und die Welt als ein Produkt eines Schöpfergottes zu halten, kann für diejenigen eine Erklärung sein, die für sich als Wahrheit erkennen, dass alles, was man sieht und was für uns wahrnehmbar ist, von jemandem erschaffen worden sein muss. So wie der Mensch Schöpfer von gigantischen Bauwerken und technischem Fortschritt ist, versuchen Menschen und die abrahamistischen Religionen eine Erklärung für die Entstehung der Schöpfung und ihrer Geschöpfe zu finden.

Wenn das so ist, frage ich mich, hat sich dieser Schöpfergott tatsächlich eine Welt erschaffen, um seine Macht zu zeigen? Hat er sich Menschen erschaffen, die ihn bewundern und verehren und ständig Angst und Schuld empfinden sollen, wenn sie etwas falsch machen, Menschen, die ständig fürchten müssen, bestraft zu werden?

Ein so gewaltiger Schöpfergott, der die Welt in sieben Tagen erschaffen haben soll, kann doch nicht so menschlich denken. Oder könnte es sein, dass die Menschen diesen Gott nach ihrem Denken erschaffen haben, damit sie immer einen Ausweg finden, einen Strohhalm ergreifen können, wenn sie sich selbst bestrafen durch Krankheit, Krieg, Katastrophen? Die Antwort findest du in dir.

Dann gibt es noch die Theorie des Urknalls. Alles hat sich aus dem Nichts gebildet – für uns kaum vorstellbar. Nach unserem Denken kann aus »Nichts« nichts entstehen. Doch wer kann behaupten, dass im Nichts nichts enthalten ist? Unser Verstand wird hier sehr strapaziert. Doch versuchen wir, statt verstehen zu wollen, einfach nur zuzulassen. Wenn also im »Nichts« alles ist, eine für uns unvorstellbare Energie, dann kann diese Energie aus sich selbst heraus Energie freisetzen. Aus dieser frei gewordenen Energie, die aus dieser Urenergie entsteht, entwickelt sich etwas Neues und das Neue hat die Urinformation in sich. Energie ist geistig, Energie ist Bewusstsein.

Alles, was wir aus unserer Sicht von Gott sehen, ist seine Schöpfung. Damit wir Gott oder den Kosmos, die Urenergie, nur annähernd begreifen können, müssen wir uns mit seinen Geschöpfen und mit uns selbst auseinandersetzen. Wir sind Geschöpfe und haben diese Erde besiedelt. Aus einer Vielfalt von Möglichkeiten hat sich der Mensch auf einem Planeten ausgebreitet, der die idealen Voraussetzungen für die Lebensform »Mensch« bietet.

Hat sich der Mensch zum Menschen entwickelt oder ist er erschaffen worden? Wenn wir beide Möglichkeiten in Betracht ziehen, kommen wir der Sache näher. Gehen wir zu dem ursprünglichen Gedanken zurück, dass es eine gewaltige Energie gibt, die aus sich selbst schöpft. Gleichgültig, wie sich diese Energie ausdehnt, es bleibt immer die gleiche Energie, nur der Zustand verändert sich durch uns. Die Kräfte, die durch diese Energie frei werden, sind Schwingungen. Alles schwingt in einem harmonischen Rhythmus.

Der Mensch ist ein Teil dieser Energie,
er ist Geschöpf und Schöpfer zugleich.

Gesellschaft und Religion

Religion ist die Sehnsucht, an etwas zu glauben, das in mir selbst vorhanden ist. Ich suche etwas, das mir sagt, was ich zu tun habe. Da ich aber nicht an mich selbst glaube, suche ich etwas, das außerhalb von mir ist. Dadurch suche ich Gott im Himmel, dadurch suche ich Liebe bei anderen Menschen, Heilung durch ein Medikament oder durch eine Operation. Ich suche Hilfe und erwarte, dass sie von außen kommt. Die Hilfe von außen ist eine Hilfestellung, die mich festnagelt und gefangen hält in alten Denkmustern, mir jedoch Aufschub gewährt. Ein Teil von mir fühlt sich beruhigt und zufrieden. Jede Erfahrung, die wir machen, ist eine Hilfestellung, gleichgültig, wie wir sie bewerten. Eine Erfahrung zu machen ist eine Seite, aber daraus eine Erkenntnis zu erlangen und diese umzusetzen, ist die andere Seite. Religion heißt Rückbesinnung, in sich selbst, alles sehen, sich auf die eigene Kraft besinnen. Jede Bevormundung von außen zeigt dir, dass du selbst in dir nicht gefestigt bist. Wenn du gefestigt bist, kannst du gar nicht mehr einer Ideologie folgen, die dir vorschreibt, was gut oder schlecht ist. Einem Computer kann man einen Befehl geben, den er ausführt. Du willst aber kein Computer sein. Jeder Soldat ist auf seine Art ein Computer, der einem Befehl oder einer Ideologie folgt. Auf Befehl wird da selbst das Töten legitim. Du siehst, je nachdem, wo du stehst, ist etwas erlaubt oder nicht. Alle »Religionskriege« sind in Wirklichkeit Ideologie- oder Machtkriege. Ein Volk, das sich durch äußeres Machtgehabe bevormunden und beeindrucken lässt, gibt denjenigen Macht, die sich selbst über sie stellen. Gleichgültig, ob es einzelne Personen, Institutionen, Organisationen sind. Ein Mensch, der in sich selbst wenig gefestigt ist, versucht gerne, ein wenig von dieser Macht zu erhaschen. Das gibt ihm ein Gefühl von Sicherheit. Aber das ist ein trügerisches Gefühl. Alles, was du für dich tun kannst, ist dein eigenes Potenzial zu erkennen. Dadurch fühlst du dich nicht mehr unterlegen.

Es gibt Religionen, die behaupten, wir seien Sünder und sündig geboren. Dieses Gedankengut ist in vielen Menschen. Immer dann, wenn sie etwas Unrechtes – nach ihrer Vorstellung – getan haben, fühlen sie sich schuldig. Dieses Schuldig-Fühlen bewirkt, dass es immer einen Schuldigen geben muss. Da der Mensch sehr erfinderisch ist, neigt er dazu, sein eigenes Schuldigfühlen auf andere zu projizieren. Somit gibt es immer etwas zu bekämpfen und einen Schuldigen. Du brauchst kein Studium, um die Menschen zu studieren. Wenn du bei dir selbst anfängst, hast du dein größtes Betätigungsfeld. Hasst du einen Menschen aus irgendeinem Grund, so ist es genau der Teil in dir, den du bei dir selbst verachtest, weil du ihn nicht annehmen kannst durch deine Glaubenssätze.

Wer keinen Feind kennt, kann ihm nicht begegnen.

Existiert Gott?

Ich kenne keinen Namen, ich kenne keine Bezeichnung für das, was nicht existiert und doch in allem enthalten ist. Wie könnte ich etwas erklären, das ich nicht anfassen kann, welches fern meiner Vorstellung ist und doch in mir enthalten ist? Viele Religionen versuchen das zu erklären, mit einfachen Bildern, doch alle diese Bilder können nur das zeigen, was ein Bild darstellt. Ein Bild ist eine Vorstellung dessen, was ich mir mache. Es ist eine Projektion meines Denkens. Doch dieses Unbekannte, von dem ich spreche, das so fern und doch so nahe ist, lässt sich nicht in Worte fassen. Wie will ich das Ewige, das Unendliche, das Leben, die Liebe mit meinem Verstand begreifen?

Seit ewigen Zeiten versuchen Menschen das zu erklären, aber sie kommen zu den unterschiedlichsten Ergebnissen. Und weil sie alle zu unterschiedlichen Ergebnissen kommen, haben sie das Wort »Glauben« erschaffen. Glauben heißt im Volksmund »nichts wissen«. Dieser Zustand des Nichtwissens lässt die Menschheit nicht mehr los. So sehe ich alle Auseinandersetzungen mit Andersdenkenden als eine konstruktive Herausforderung. Es geht mir aber nicht um Recht oder Unrecht, sondern um die Erkenntnis, dass es viele Sichtweisen gibt. Und jede dieser Sichtweisen ist ein Aspekt einer allumfassenden Einheit und Wahrheit. Mit diesem Gedankengut versuche ich mich zu befassen. Diese Vielfalt in einer Einheit zu erfahren – das ist das Spannende, denn gerade die Vielfalt ist das Leben.

Alles, was ist, was war, was sein wird, ist ein Zusammenspiel von Möglichkeiten, die uns durch viele Erfahrungen führen. Und genau diese Erfahrungen sind es, die uns zu unserem Kern führen. Denn jede Erfahrung, die der Einzelne macht, trägt dazu bei, dass das Fühlen aus dem Herzen einen Weg zeigt, den zu gehen uns vom rechthaberischen Denken befreit. Die Wege der Erkenntnis sind oft steinig und Neuland. Doch auch ein unbekannter Weg kann uns zu Wachstum führen. So ist das Unbekannte oft der Weg in eine neue Zukunft, die wir durch das Vertrauen in uns selbst gestalten. Leben und Lieben ist eine Erfahrung, die ich nur für mich selbst machen kann. Dieses Sein – so wie ich bin – kann mir niemand abnehmen, denn alles, was mich ausmacht, sind nicht die Erfahrungen anderer, sondern ganz alleine meine Erfahrungen. Jede Blume blüht für sich alleine, jeder Baum wächst für sich alleine, jedes Tier in der Freiheit ist sich selbst überlassen und so ist der Mensch auch seinem eigenen Selbst überlassen. So, wie alles Lebendige sich selbst überlassen ist, so hat doch alles etwas Gemeinsames. Alles wird versorgt durch eine innere Kraft. Wir können sie Gott, Liebe, Licht, Lebensenergie nennen. Diese Kraft beschränkt sich nicht auf einen Einzelnen, sie ist überall, sie ist frei. Doch das Verständnis für diese Kraft ist für uns nur dann begreifbar, wenn wir selbst frei sind. Diese Freiheit kann uns auch kein anderer geben. Wir sind frei geboren, frei von Dogmen, Konditionierungen. Doch sobald wir in das Bewusstsein der Dualität eintreten, verändert sich die Freiheit. Sie wird zum Ego. Das Ego kennt keine Freiheit, es will uns dorthin führen, wo es glaubt, Macht zu bekommen. Macht über andere, Andersdenkende, es sind die kleinen Dinge, die uns gar nicht bewusst sind. Manchmal glauben wir, wir müssten jemanden überzeugen, ein anderes Mal ist es Mitleid.

Alle Institutionen demonstrieren Macht. Alle Arten von Macht geben uns die Möglichkeit zu erkennen: Ist diese Macht einseitig? Will mich diese Macht unterdrücken oder will sie mich fördern? Will sie dazu beitragen, dass ich mich weiterentwickle? Alles, was dazu beiträgt, dass ich mich glücklicher fühle, ist eine konstruktive Macht. Also hat auch das Ego zwei Seiten. Es kann helfen, uns zu entwickeln, oder es kann uns unterdrücken.

Im dualen Bewusstsein hat der Mensch die Wahl, sich für oder gegen etwas zu entscheiden. Sobald der Mensch sich frei entschieden hat, ist er nicht mehr in der Dualität, sondern in der Einheit. Entscheidungen und Erkenntnisse, die nicht aus dem Inneren heraus, sondern durch äußere Einflüsse auf uns einwirken, können unserem Innersten widersprechen. Sie können eine Wahrheit repräsentieren, die nicht unserer Wahrheit entspricht. Wir glauben aber, dass es unsere Wahrheit wäre, weil es viele gibt, die diese Wahrheit als wahr anerkennen. Einseitiges Denken macht uns hart, unnachgiebig. Diese Härte führt zu inneren, aber auch zu äußeren Konflikten. Durch die Trennung von uns selbst, d. h. wenn wir nicht aus dem Herzen, sondern alleine aus dem Ego handeln, können wir unsere Mitmenschen nur so sehen, wie wir selbst sind. Das bewirkt, dass die Menschen uns genau so bewerten, wie wir sie bewerten. Jedes Kind, das noch in seiner ursprünglichen Art ist, das noch nicht unterscheidet, ob jemand arm oder reich, schwarz oder weiß ist, befindet sich im Zustand der Einheit. Dieser Zustand, der für viele Menschen die Freiheit bedeutet, ist der Beginn eines neuen Lebens, aber auch der Weg in eine neue Zukunft. Nicht die »Strafe Gottes« trifft dich, sondern es sind deine eigenen Gedanken und Taten, die zu dir zurückkehren. Was die verschiedenen Religionen, Konfessionen und andere Glaubensgemeinschaften als das Böse, als Teufelswerk verdammen, sind in Wahrheit die eigenen inneren Konflikte. Diese inneren Konflikte sind über Generationen weitergegeben worden und warten darauf, erlöst zu werden. Aber nur du selbst kannst dich vom »Bösen« befreien. Und zwar durch die Erkenntnis, dass das Böse nicht außerhalb von dir ist, sondern durch deine Gedanken und Taten in dir entsteht.

Warum ist es den Religionen, Konfessionen, Glaubensgemeinschaften nicht gelungen, eine Welt zu schaffen, in der die Menschen in Frieden und Freiheit miteinander leben können? Es gibt auf der ganzen Welt Milliarden von Gläubigen. So müsste es doch möglich sein, bei so viel Gläubigkeit eine Welt zu schaffen, die jeder in seinem Innersten anstrebt, nämlich eine Welt voll Liebe, Frieden, Freiheit und Freude.

Meine Antwort darauf ist eine ganz einfache.

Es gibt zu viele Gläubige auf dieser Welt,
aber zu wenig wirklich Liebende.

Lass mich dir eine weitere Geschichte erzählen.

»Der Engel der Erkenntnis«

Alle Engel trafen sich zu einer großen Konferenz, um über die Menschen zu beraten. Ein Engel ergriff das Wort und sagte: »Liebe Geschwister, ich habe heute ein besonderes Anliegen. Unsere Geschwister auf der Erde glauben an uns Engel, an die himmlischen Mächte und bitten uns täglich um Rat. Sollen wir ihnen Ratschläge erteilen?«

Ein Engel entgegnete: »Warum nicht? Wenn mich ein Mensch um einen Rat bittet und er ist bereit, meinen Ratschlag anzunehmen, dann finde ich das in Ordnung.«

Darauf lachte ein anderer Engel und sagte: »Jetzt sind unsere Geschwister, die sich Menschen nennen, auf der Erde und haben vergessen, dass jede Frage auch die Antwort in sich birgt. Es ist doch ihre Entscheidung gewesen, alles vergessen zu wollen, ihre Herkunft, ihre wahre Identität.«

»Nun, wie können wir ihnen helfen, ihre wahre Identität wieder zu erkennen?«, fragte ein anderer. Ein weiterer Redner erhob sich und fragte alle Anwesenden: »Liebe Geschwister, warum haben sich die Menschen entschlossen, alles zu vergessen?« Alle antworteten wie aus einem Munde: »Um sich ihrer eigentlichen Göttlichkeit wieder zu erinnern!« Ein Engel, der bis jetzt noch nicht gesprochen hatte, stand auf und sagte: »Dieses Experiment habe ich vorgeschlagen. Deshalb habe ich mich auch entschlossen, selbst auf die Erde zu gehen, alles zu vergessen, um aus eigener Kraft meine wahre Identität zu finden.« Alle Engel klatschten Beifall. So ist der Engel der Erkenntnis unterwegs auf der Erde. Er ist für jeden zugänglich. Er hat seine Aufgabe sehr ernst genommen, hat nach der Wahrheit gesucht, überall, im Himmel, auf Erden, auf den hohen Bergen, in der Einsamkeit, im Reichtum, in der Armut, in der Krankheit, im Leiden, in der Freude, in der Politik, in der Religion. Doch dann eines Tages fand er die Wahrheit in sich selbst!

Die Engel, die Wesen der geistigen Welt, sind so lange unsere Helfer, bis wir Menschen erkennen, dass jede Frage gleichzeitig die Antwort ist. Durch das Erkennen des eigenen Ichs wird sich der Mensch seiner eigenen Göttlichkeit bewusst. In diesem Augenblick kommt die Hilfe durch sein eigenes Selbst.

Der Traum von einer besseren Welt

Die Sehnsucht der Menschen nach einer Welt des Friedens, der Freiheit, der Gesundheit, des Wohlstandes ist ein Traum, seit es Menschen gibt.

Warum hat sich dieser Traum bisher nicht erfüllt?

Weil sich der Mensch in seiner Art zu denken nicht verändert hat. Viele von euch, die diese Zeilen lesen, werden sich vielleicht denken, der Autor dieser Worte lebt fern von jeder Realität. Sieht er nicht den Fortschritt in Technik, Wirtschaft, Medizin? War dazu nicht neues Denken und Forschergeist notwendig? Um für mich selbst eine befriedigende Antwort zu finden, muss ich den Begriff Fortschritt genau definieren. Fortschritt ist ein Reifeprozess, der sich nicht nur auf die materielle Entwicklung bezieht, sondern auch auf die geistige.

Was heißt »geistige Entwicklung«?

Betrachten wir die derzeitige Situation, in der wir uns persönlich befinden, aber auch die, in der die Welt sich befindet. Durch das Anerkennen dieser Realität, die sich mir bietet, kann ich weiter forschen, ob es außer dieser Realität noch andere Realitäten gibt.

Sich nur auf diese für uns sichtbare Realität zu beschränken, ist eine Möglichkeit. Sie impliziert die Vorstellung, dass die Welt und auch der Mensch mit den uns bekannten Naturgesetzen zu betrachten ist und dass es außerhalb dieser Gesetzmäßigkeiten nichts mehr gibt. Dieses Denken bewegt sich innerhalb dieser bekannten Naturgesetze. Innerhalb dieser Gesetze bewegt sich die gesamte Forschung und Entwicklung. Eine Entwicklung, die sich rein auf Materie bezieht, ist zwar wichtig, denn sie zeigt uns auf, dass der Mensch mit seinem Denken fähig ist, Dinge zu erschaffen, die rein auf diese physische Welt ausgerichtet sind. Daher ist es auch nur zu gut verständlich, dass es das Bestreben des materiell orientierten Menschen ist, sich nur auf das zu konzentrieren, was uns diese Welt an Materiellem bieten kann.

Was bietet uns diese Welt?

Sie bietet uns einen Lebensraum. Diesen Lebensraum teilen wir mit vielen anderen Menschen. Dieser Lebensraum ist aber oft der Grund für Kriege und Auseinandersetzungen, weil wir glauben, der Lebensraum, in dem wir uns bewegen, reicht nicht aus für uns. Das führt dazu, dass wir versuchen, besser, reicher, mächtiger, einflussreicher zu werden. Daraus entwickeln sich die unterschiedlichsten Gesellschaften mit dem Ziel, Macht zu besitzen. Um diese Macht auch demonstrieren zu können, muss es natürlich schwächere, ärmere, kränkere Menschen geben. Was wäre diese Macht, wenn sie sich nicht zeigen könnte?

Aber kommen wir nun zur anderen Möglichkeit.

Die Welt, die wir sehen, in der wir leben, ist die Welt, die wir durch unsere Vorstellungen und Gedanken erschaffen haben. Eine neue, bessere Welt zu erschaffen, ist möglich durch neue Gedanken, neue Vorstellungen. Nicht durch Gebote und Verbote, sondern durch die innere Freiheit, die sich im Menschen selbst verwirklicht. So kann sich der Traum von einer besseren Welt erfüllen.

Das Wesen der Gesundheit ist Gleichgewicht

Da jeder Mensch für sich einzigartig ist, kann man ihn in seinem gesamten Sein nicht getrennt sehen von seinem Denken, Fühlen, Handeln, aber auch nicht getrennt von seinem Umfeld. Diese Einzigartigkeit bedeutet, dass jeder Mensch einen anderen, individuellen Zugang zu Heilung hat.

Um Menschen zu verstehen, braucht es keine Studien, sondern das Individuelle des Einzelnen spiegelt sich im Bewusstsein der Masse und das Kollektiv spiegelt sich wiederum im Einzelnen.

Der Einzelne hat ein Symptom, das wir Krankheit nennen, doch im Kollektiv ist diese Krankheit schon lange vorhanden. Die Krankheiten, die wir kennen, die wir mit allen Mitteln »bekämpfen« wollen, sind ursächlich durch die Ignoranz unserer Gefühlswelt entstanden. Das Kollektiv verbindet sich mit dem Einzelnen. Jeder Einzelne ist ein Teil des Kollektivs.

Warum sind gewisse Krankheiten so schwer zu therapieren? Weil nicht die Krankheit zu therapieren ist, sondern das Bewusstsein. Doch Bewusstsein ist kein Wissensgebiet, das man in Schulen oder Universitäten erlernen kann. Bewusstsein ist die Erkenntnis des Einzelnen. Die große Chance ist, dass sich durch die Erkenntnis des Einzelnen das Massenbewusstsein verändert. Man sagt, jeder Anfang wäre schwer. Es mag nicht immer leicht sein, sich von Gewohntem zu lösen. Das Gewohnte gibt uns scheinbar Sicherheit. Doch diese Sicherheit ist trügerisch, wie wir oft auf schmerzliche Weise erfahren müssen.

Neue Ideen entstehen immer durch Veränderungen im Menschen selbst. Zuerst ist es die Idee eines Einzelnen, diese Idee wird gleichzeitig von anderen Menschen aufgenommen. Durch die Verbreitung dieser Idee kommt es zu neuen Erkenntnissen, die von einer unkritischen Masse als wahr angenommen werden. Aber jede neue Idee ist auch zu hinterfragen. Dass neue Ideen, ob politisch, religiös oder wissenschaftlich, nicht immer zum Wohle der Menschheit waren, ist uns bekannt. Doch alle diese Ideen haben dazu geführt, dass der Mensch als Individuum und als Kollektiv eine Erfahrung gemacht hat.

Die Gesundheit ist durch die Erkenntnis, dass wir unser Herz, unseren Verstand und unsere Intuition gebrauchen können, neu erfahrbar. Es können uns nur jene Therapien weiterhelfen, die uns beflügeln, die uns die Angst nehmen, die uns Hoffnung geben, die ohne Beeinflussung und Bevormundung verabreicht werden, die wir aus voller Überzeugung und nicht durch die Überzeugung des Arztes oder Therapeuten über uns ergehen lassen.

Das Wesen der Gesundheit ist Gleichgewicht. Alles, was dieses Gleichgewicht stört, ist logischerweise nicht von Vorteil. Die Wissenschaft, wie wir sie kennen, hat sich hauptsächlich auf das Studium des Körpers konzentriert. Doch das Leben in seiner Vielfältigkeit verändert sich ständig und der Mensch muss sich in seiner Entwicklung neuen Gegebenheiten anpassen. Die Evolution hat durch den Geist des Menschen, der sich immer neuen Herausforderungen gegenübersieht, neue Strategien entwickelt. Das Leben kann nicht durch Zufälle erklärt werden, denn das Leben ist ein ewiges Fließen. Wir können uns das Leben nur dann erklären, wenn wir uns selbst als einen Fluss vorstellen, der dem Meer zustrebt, um im Sammelbecken Meer seine Bestimmung zu finden. Die Erkenntnis, dass alles in das Eine mündet, zeigt uns, dass nichts verloren geht.

Wenn wir unseren Körper betrachten, dann sehen wir, dass er nur deshalb funktioniert, weil er mit Leben erfüllt ist. Alles Körperliche auf sich alleine gestellt, hat nicht die Kraft, Leben zu erzeugen. Es fehlt etwas Elementares – es ist das Licht. Durch das Licht, das sich in seiner Bedingungslosigkeit zeigt, entwickelt sich Leben. So sehen wir den Menschen als Materie, erfüllt durch die Kraft des Lichtes. Der Geist, der sich durch das Licht offenbart, öffnet uns den Zugang zu unserem Selbst.

Wir sehen unseren Körper, wir sehen alles, das wir als Materie betrachten. Aber das Licht, das die Materie befruchtet, ist unserem Blick verborgen. Jenseits unserer Vorstellung existiert das Ewige, das sich im Menschen durch das Leben offenbart. Um dieses Leben zu verstehen, das von Ewigkeit zu Ewigkeit währt, haben wir uns viele Erklärungen ausgedacht. Die Erkenntnis, dass Licht der Grundstoff allen Lebens ist, kann uns weiterhelfen, ein Verständnis für das komplexe Zusammenspiel von Geist und Materie zu erlangen. Der Geist, das Ewige, das Licht, das Befruchtende, die Materie, die Gebärende – alles ist eins.

Der Klangkörper Mensch

Unser Körper ist ein so unvorstellbar sensibles System, das auf jede kleinste Veränderung reagiert. Wenn du Musiker bist und Geige spielst, dann weißt du, wenn eine Saite reißt, dass du diese Saite nicht nur auswechseln musst, sondern du musst sie auch neu stimmen. Aber nicht nur diese ausgewechselte Saite musst du stimmen, sondern auch alle anderen Saiten. Warum genügt es nicht, nur die gerissene Saite zu stimmen? Weil sich die Spannung des gesamten Klangkörpers verändert hat. Erst durch das Stimmen jeder einzelnen Saite ergibt sich wieder ein harmonisches Klangbild.

Betrachte auch deinen Körper als ein sensibles Instrument. Wenn du das erkannt hast, dann verstehst du, dass der Körper ein Ganzes ist und bei der kleinsten Veränderung wieder neu »eingestellt« werden muss. Es ist gleichgültig, ob du dir etwas brichst oder ob eine Sehne oder ein Band reißt. Es reicht nicht aus, nur den gebrochenen Arm zu stabilisieren und einzugipsen. Der ganze Körper muss wieder neu eingestellt werden – wie bei unserem Instrument. Durch Operationen oder andere Eingriffe wird der Klangkörper Mensch verstimmt. Aber auch durch Medikamente. Bei Organtransplantationen ist es nicht anders. Nehmen wir als Beispiel eine Herztransplantation. Das alte Herz war auf diesen seinen Körper eingestimmt, alle Organfunktionen waren auf dieses Herz abgestimmt. Durch das Auswechseln des Herzens hat der Körper – wie in unserem Beispiel – eine neue Saite bekommen. Doch diese Saite »Herz« muss neu gestimmt werden. Aber das alleine genügt nicht, auch der Körper muss auf das neue Herz eingestimmt werden.

Der Vergleich Körper – Instrument ist zwar hilfreich, doch wie wir wissen, ist der Mensch keine leblose Materie. Dieses Spenderherz kommt von einem lebenden Menschen, denn von einem Toten wäre es wertlos. Der Spender wurde für tot erklärt, weil keine Gehirntätigkeit mehr messbar war. Ich will hier nicht weiter auf lebendig oder tot eingehen, sondern nur einen wichtigen Aspekt ansprechen. Wenn ich das Spenderherz als reine Pumpe sehe, stimme ich mit dem mechanistischen Weltbild überein, dass wir eine gut oder weniger gut funktionierende Maschine sind. Diese gespendete Pumpe Herz kann Menschen das Leben retten. Wenn aber das Herz mehr als nur eine Pumpe ist, sondern der Sitz unserer Gefühle, dann bedeutet das, dass sich die Gefühle des Spenders auf den Empfänger übertragen. Das wurde ja schon oft beobachtet. In diesem Fall müsste man nicht nur den ganzen Körper neu einstellen, sondern auch die beiden Herzen geistig verbinden. Die beiden Menschen – Spender und Empfänger – sind verbunden durch die Einheit des Geistes. Der Geist ist in jedem und allem, er verbindet uns alle.

Energieblockaden

Viele Menschen glauben, dass sie in ihrem Leben etwas versäumen oder versäumt haben. Dadurch schaffen sie sich selbst Situationen, in denen sie immer eine gewisse Unzufriedenheit spüren. Es kann nicht der Sinn des Lebens sein, uns selbst ständig durch Unzufriedenheit zu blockieren.

Was kann ich ändern in diesen Situationen? Jede Situation, in der du derzeit lebst, der Beruf, den du derzeit ausübst, der Ort, in dem du wohnst, die Beziehung, in der du dich befindest, deine Freunde, alle Menschen, mit denen du zu tun hast, sind dazu da, dir zu helfen, dich selbst zu lieben. »Wie soll das gehen?«, könntest du fragen. Gerade diese Situation, mag es beruflich, privat oder örtlich sein, möchtest du vielleicht verändern. Doch solange es ein Wunsch ist, wird es ein Wunsch bleiben. Du erzeugst eine Schwingung, die deine unerfüllten Wünsche bestätigt. Solange du glaubst, noch etwas zu brauchen, damit dein Glück vollkommen ist, wird deine Lebenssituation so sein, dass dir immer etwas fehlt. Träume, Ziele und Sehnsüchte können dich motivieren. Träume sie, aber lasse sie dann los, sonst vergeudest du zu viel Kraft. Die ständige Anspannung verhindert, dass dein Wunsch in Erfüllung geht. Auch ein Bogenschütze spannt den Bogen, aber erst im Loslassen kann der Pfeil sein Ziel treffen.

Die Essenz, die ich daraus entnehme, ist, liebe zuerst das, was du hast, genieße den derzeitigen Zustand. Erst durch das Annehmen des jetzigen Zustandes können sich auch deine Träume erfüllen. Unsere Gedanken und Gefühle steuern im positiven wie im negativen Sinn unser vegetatives System und die Selbstheilungskräfte. Äußere Einflüsse wie Gedanken und Emotionen führen zu Blockaden und wirken störend und zerstörend auf das Biosystem des Körpers.

Energetische Blockaden entstehen, wenn die Lebensenergie, die uns durchströmt, die Energie, die uns am Leben hält, unterbrochen ist.

Wie geschieht das?
Blockaden entstehen:

- Wenn dein nach außen hin gelebtes Leben nicht mit deinem innersten Wesenskern übereinstimmt. Das heißt, dass du Teile deines Wesens nicht lebst.
- Wenn bestehende Verbindungen – Partner, Familie, Beruf, Gesellschaft – zu ständigen Konflikten führen.
- Wenn bestimmte belastende Gedanken ständig an dir nagen, wenn immer wiederkehrende Gedanken dich beschäftigen.
- Wenn du immer wieder in gleiche Situationen kommst, die dich ärgern oder belasten.
- Wenn du ständig über Vergangenheit und Zukunft nachdenkst.
- Wenn du immer wieder versuchst, einen bestimmten Standpunkt zu verteidigen.
- Wenn du jemanden bekämpfst, der sich von dir entfernt hat.

- Wenn gegenteilige Anschauungen dich belasten.
- Wenn du aus deinem Leben nicht das machst, was deinem Wesen entspricht.
- Wenn du ohne Freude und Begeisterung bist und krampfhaft Erfolg erzwingen willst.
- Wenn du krampfhaft versuchst, jemand zu sein, der du nicht bist.
- Wenn du in einer Gemeinschaft lebst, in der die Liebe fehlt.
- Wenn du dich als Opfer fühlst.
- Wenn dir alles zu viel wird und die Last, die du dir aufbürdest, dir zu schwer wird.
- Wenn dir dein anerzogener Glaube Fesseln anlegt, sodass du bei deinem Tun ständig ein schlechtes Gewissen hast.
- Wenn du in deinem Denken ständig hin und her gerissen bist: soll ich oder soll ich nicht?
- Wenn du Angst hast, z. B. vor Veränderung – alle Formen der Angst (siehe Kapitel »Virus Angst«)
- Körperliche Blockaden entstehen sehr oft durch medizinische Behandlungen. Hier versucht die Medizin die geistigen Blockaden, die sich bereits materiell im Körper manifestiert haben und sich durch mehr oder weniger starke Symptome zeigen, durch Operationen, Chemotherapie, Bestrahlungen, Medikamente und so weiter zu bekämpfen. Durch dieses Bekämpfen kann ein Symptom beseitigt werden, doch die Ursache nagt weiter. Durch die verschiedenen Arten von Medikamenten, die den Gesamtorganismus belasten, kann vielleicht ein Symptom zum Schweigen gebracht werden oder es entsteht ein neues Symptom. Aber Heilung kann nicht wirklich geschehen.

Diese Liste lässt sich unendlich fortsetzen.

Virus Angst

Immer wieder werden neue Erreger, Viren und Bakterien entdeckt, die es zu bekämpfen gilt. Ich stelle mir die Frage, ob diese Erreger, Viren, Bakterien immer schon vorhanden waren oder ob sie nicht einen gewissen Nährboden oder ein bestimmtes Umfeld brauchen, um entstehen und sich vermehren zu können.

Es kommt immer dann zu kritischen Situationen, wenn in einem System Ungleichgewicht herrscht. Systeme sind der Körper, die Familie, das Land, letztendlich ist die ganze Welt ein ineinandergreifendes System. Man sucht diese Erreger auf der Ebene der Materie, des Sichtbaren, Feststellbaren, aber der Nährboden wurde schon vorher geschaffen, durch die ANGST. Sie ist immateriell, nicht sichtbar, aber sie ist spürbar und um sich greifend. Sie dringt in alle Systeme ein und schwächt sie. Ein geschwächter Organismus ist leichter angreifbar als ein starker, der im Gleichgewicht ist. Es sind also immer Zustände, die letztendlich Veränderungen in der Materie, im Körper, in der Familie, im Land, auf der Welt bewirken.

Was ist die Hauptangst? Die Hauptangst ist Mangel an Liebe. Das beginnt bereits in der Kindheit oder sogar schon vor der Geburt. Beispiel: Ein unerwünschtes Kind durch ungewollte Schwangerschaft. Die Gefühle der Mutter übertragen sich schon im Mutterleib in einem von uns noch nicht erkannten Ausmaß auf das Kind. Wobei auch diese Frauen durch Ängste geschwächt sind. Oft kommt zur Existenzangst oder zu beruflichen Problemen durch die Schwangerschaft vielleicht auch noch die Ablehnung des Partners und Ausgrenzung durch die Familie dazu. Diese Situationen betreffen zwar die Mutter, werden aber in vollem Ausmaß im Kind gespeichert und prägen es für sein späteres Leben. Diese derart gespeicherten Gefühle kommen dann in Situationen zum Vorschein, die eine Resonanz zu diesen Themen haben, und können sich in Form von Allergien bis zu schweren Krankheitssymptomen äußern.

Weitere Formen der Angst:

- Angst vor Krankheit
- Angst vor Verlust
- Angst vor Armut
- Angst, gesteckte Ziele nicht zu erreichen
- Angst vor Arbeitslosigkeit
- Angst vor Einsamkeit
- Angst vor dem Verlassenwerden
- Angst, nicht geliebt zu werden
- Angst, sich zu blamieren
- Angst, jemandem nicht zu entsprechen
- Angst vor Schuldzuweisung
- Angst vor Strafe
- Angst vor Ablehnung
- Angst vor körperlicher Verletzung
- Angst vor seelischer Verletzung
- Angst vor dem Alter
- Angst vor Krieg
- Angst vor dem Tod

Auch diese Liste lässt sich unendlich fortführen.

Angst ist der wirkliche Nährboden für Erreger und Viren, weil unser Energiesystem durch diese verschiedenen Angstzustände geschwächt wird.

Virus Schuld

Der Virus Schuld wird uns vor allem anderen durch die diversen Religionen vermittelt. In der christlichen Religion kommen wir schon mit der Erbsünde zur Welt, haben die Schuld von Adam und Eva übernommen – wobei Eva ja generell als die Hauptschuldige bezeichnet wird.

Das Thema Schuld ist schon seit jeher ein Hauptthema der

Menschheit. Es reicht ja oft, nur eine andere Meinung zu haben, und schon wird man für schuldig befunden. Aber wer hat das Recht, jemand anderen schuldig zu sprechen? Abgesehen von der Rechtssprechung, die in einem System verankert ist – und in vielen Ländern auch hinterfragt werden müsste. Nicht einmal in unserer westlichen Rechtssprechung ist Recht gleich Recht. Es ist ja sogar in vielen Ländern das Töten, das eigentlich alle Religionen ablehnen, legitim – wenn es in das herrschende System passt. Denn was ist die Todesstrafe, was ist Krieg, wenn nicht Mord und Tötung im eigentlichen Sinn?

Was entsteht durch Krieg?

Hass – die schlimmste Form der Angst. Im Zustand des Hasses sind Menschen zu allem fähig. Aber bleiben wir beim Thema Schuld. Schuldzuweisungen von außen führen zu Konflikten, eigene Schuldzuweisungen führen zu inneren Konflikten, die sich dann ebenfalls im Äußeren zeigen – durch Krankheiten.

Virus Neid

Wenn ich jemandem etwas nicht gönne oder glaube, benachteiligt zu werden, so komme ich ins Ungleichgewicht. Und im Zustand des Ungleichgewichts ist es nicht möglich, Angestrebtes zu realisieren. Erst wenn ich bereit bin, jedem alles zu gönnen und nur das Beste zu wünschen, kann auch ich das empfangen, was mir selbst als erstrebenswert erscheint. Aus meiner langjährigen Erfahrung weiß ich, dass gerade die Themen Neid, Missgunst und Erbschaftsstreitigkeiten Auslöser für unzählige Beschwerden sind.

Virus Eifersucht

Auch Eifersucht ist – wie der Name schon sagt – eine Sucht. Sie ist eine Sucht nach Liebe. Diese Sucht resultiert aus der Unfähigkeit, sich selbst aus einer eingeschränkten Geisteshaltung zu befreien, die auf Mangel an Liebe basiert, die man sich selbst nicht gibt. Viele glauben zwar, selbst lieben zu können, doch diese Liebe ist eine eingeschränkte Art von Liebe, ist eine besitzende.

Was bezweckt ein eifersüchtiger Mensch?

Der Eifersüchtige projiziert seine Schwächen auf jemand anderen und hofft, durch Anerkennung und »Liebesbeteuerungen« gestärkt zu werden. Wenn der Eifersüchtige merkt, dass die Aufmerksamkeit aber nicht seiner Person, sondern jemand anderem geschenkt wird, dann flüchtet er in Selbstmitleid. Dieses Selbstmitleid ist ein fruchtbarer Nährboden für Angst. Aus dieser Angst entstehen Aggressionen, Wut, Hass, Neid, Ablehnung, was wiederum zu schweren inneren Konflikten und Krankheiten führen kann.

Der Eifersüchtige genügt sich selbst nicht und sucht immer wieder die Anerkennung und Liebe im Außen.

Gesundheit und Wohnen

So wie es für unseren menschlichen Körper wichtig ist, dass die Lebensenergie frei fließen kann, so ist es auch wichtig, dass unser Wohnraum frei von Blockaden ist. Der Mensch ist Teil der Natur und wird durch sie geformt und beeinflusst. Den Großteil unserer Zeit verbringen wir in geschlossenen Räumen – in künstlich geschaffenen Welten. Dabei geht uns der Bezug zur Natur und zu unseren Wurzeln verloren – wir werden von unserer Umgebung, unseren Wohnungen, geprägt.

Auf der Suche nach einem sanften Ausgleich in unserer ruhelosen und aggressiven Zeit schenken wir der Tatsache viel zu wenig Aufmerksamkeit, dass neben gesunder Ernährung auch unsere Wohnung einen sehr großen Einfluss auf unser seelisches Wohlbefinden und vor allem auf unsere Gesundheit hat.

Die bewusste und harmonische Gestaltung unserer Lebensräume ist eine Aufgabe, die so essenziell ist wie die Bewusstwerdung unserer Innenwelt.

Sobald wir innerlich frei werden für neue Aufgaben, neue Gedanken und für Gesundheit, werden wir den Impuls verspüren, uns auch im Außen zu verändern.

Mit Hilfe von besonders sensiblen Menschen kann man die Raumenergie gezielt lenken und aktivieren und wir bekommen dadurch die Kraft, viele Dinge des Lebens mit anderen Augen zu sehen.

Dein Umfeld ist ein Spiegelbild deiner Persönlichkeit.

Die Statik unseres Körpers

Wir wissen, dass es zu schweren Schäden an einem Bauwerk kommen kann, wenn die Statik falsch berechnet wird. Jedes Bauwerk braucht Stabilität. Diese Stabilität wird durch die Verbindung aller tragenden Teile gewährleistet. Die tragenden Teile werden so berechnet, dass eine gewisse Sicherheit vorhanden ist. Wir hören oft, dass Bauwerke z. B. unter großem Schneedruck einstürzen. Dann war das Bauwerk für diese Belastung nicht ausgelegt. Man könnte nun sagen, das wären Elementarereignisse, die man nicht voraussehen kann. Das stimmt. Es gibt Situationen, die einfach geschehen, wenn nicht genügend Vorsorge getroffen wird.

Ich vergleiche nun ein Bauwerk mit dem Bauwerk Mensch, wobei der Mensch aber ein wesentlich komplexeres Bauwerk ist. Seine ganze Statik und Stabilität wird durch das Skelett, die Sehnen und Muskeln erreicht. Alles andere wie Gefäße, Organe, Blut- und

Nervenbahnen und so weiter sind Einrichtungen und Leitungen, die aber genauso zur Stabilität und Statik beitragen. Dieses Bauwerk Mensch hat ein gewaltiges Sicherheitssystem eingebaut, das mit keinem Sicherheitssystem, das von Menschenhand hergestellt wird, vergleichbar ist. Es wirkt bei der kleinsten Belastung, bei der kleinsten Dysbalance, es schlägt sofort Alarm und dieser Alarm zeigt Störung im System. Welches geniale System ist es? Es ist der unverstandene, der viel bekämpfte Schmerz. Doch dieses Sicherheitssystem sagt nicht, wo die Störursache ist. Es zeigt lediglich »Schmerz«. Die Störursache kann an einer beliebigen Stelle im Körper sein, sie kann in unserem physischen, emotionalen, mentalen, geistigen, spirituellen Körper sein. Die Mehrzahl der Menschen und auch der Ärzte glaubt immer noch, dass die Ursache dort liegt, wo sich das Problem in Form von Schwellungen, Entzündungen oder eben Schmerz zeigt. So hat sich eine gewaltige Industrie mit all ihren Helfern auf den unverstandenen Schmerz gestürzt, um ihm den Kampf dort anzusagen, wo er sich zeigt. Die beliebteste und verbreitetste Form, dieses System zu betäuben, sind Spritzen und Medikamente.

Diese Art, mit dem Schmerz umzugehen, hat fatale Folgen. Ein Sicherheitssystem, das ständig ausgeschaltet wird, ist nicht mehr in der Lage, seine Aufgabe zu erfüllen. Jeder Schmerz signalisiert ein Ungleichgewicht, hervorgerufen durch mechanische oder emotionale Einwirkungen. Wenn sich der Schmerz zeigt, dann stimmt nicht nur an der betreffenden Stelle etwas nicht, sondern es gibt eine oder mehrere Stellen, wo sich ein Kurzschluss durch Blockaden im Energiesystem bemerkbar macht. Jedes Ungleichgewicht im Körper macht sich auch in der Statik des Skeletts bemerkbar. Das Skelett ist immer betroffen, auch wenn es ein Organ ist, das zu wenig mit Energie versorgt wird. Die Muskeln, die durch blockierte Energie verkrampfen, bewirken, dass das Skelett verdreht und verzogen wird und dass es zu einem Beckenschiefstand kommen kann. Jede Verdrehung des Skeletts wirkt sich natürlich auch auf alles andere wie Muskeln, Bänder, Gelenke, aber auch Organe aus. Dass sich ein Gelenk abnützt, wenn die Statik nicht mehr passt, ist für mich vollkommen klar. Und es ist für mich nicht nachvollziehbar, ein Gelenk zu operieren, ohne vorher dafür zu sorgen, dass der ganze Bewegungsapparat neu justiert wird und die Verspannungen gelöst werden, die durch energetische Blockaden entstanden sind.

Nach meinen Behandlungen höre ich immer wieder, der ganze Körper fühle sich so leicht wie eine Feder an. Was tue ich nun konkret? Ich habe schon öfter betont, dass ich intuitiv arbeite und von einer Kraft geführt werde, Schritt für Schritt. Ich bediene mich gewisser Massage-, Bewegungs-, Dehn- und Klopftechniken, die ganz individuell auf jeden einzelnen Menschen abgestimmt sind. Oft werde ich von Therapeuten und Ärzten gefragt, ob ich diese Technik nicht weitergeben könne. Bis zu einem gewissen Grad ist das sicher möglich. Es ist aber trotz allem eine Frage der Intuition und des Spürens, um auf jeden Einzelnen ganz individuell eingehen zu können.

Auch in der etablierten Zahnheilkunde haben erst wenige Ärzte erkannt, dass Zahnregulierungen und Implantate einen großen Einfluss auf den Schädel haben und eine Veränderung des ganzen Skeletts bewirken (siehe auch Kapitel »Der Klangkörper Mensch«). Ich habe schon alleine aus ästhetischen Gründen absolutes Verständnis für Zahnregulierungen und Zahnimplantationen. Allerdings müsste nach jeder Regulierung oder Implantation der gesamte Bewegungsapparat neu »einjustiert« werden, um Problemen, die durch die neue Situation entstehen, entgegenzuwirken. Es treten zum Beispiel oft Kopf- oder Gelenkschmerzen kurz nach Einsetzen einer Zahnspange auf. Schulmedizinisch ist nichts feststellbar, aber durch die Regulierung des Kiefers ist das gesamte Skelett aus dem Gleichgewicht. Nach einer energetischen »Neujustierung« des Schädels und des gesamten Skeletts verschwinden die Schmerzen wieder. Tragischer ist, wenn der Zusammenhang von Implantation und Gelenkschmerzen nicht erkannt wird und am schmerzenden Gelenk »herumtherapiert« wird, statt das Skelett ins Gleichgewicht zu bringen.

Wenn sich die Medizin nicht nur auf Apparaturen, sondern auf das BEHANDELN konzentrieren würde, könnte man sich viele teure und sinnlose Operationen ersparen. Wenn das Skelett in einem ausgeloteten Zustand ist, können auch die Organe ihre Arbeit besser verrichten, der ganze Körper wird aktiviert, was zu besserer Atmung, besserer Herzleistung, zu einem funktionierenden Lymphsystem und besserer Durchblutung führt. Viele Operationen würden überflüssig. Von den jährlich durchgeführten Bandscheibenoperationen ist sicher ein Großteil nicht notwendig.

Spannung und Kraft

Wenn Kraft und Spannung im Gleichgewicht sind, kann der Körper mit all seinen Teilen kommunizieren. Der Mensch braucht die Spannung, damit Energie fließen kann. Er braucht aber auch die Kraft, damit er Spannung erzeugen kann.

Reißt ein Band, eine Sehne, bricht ein Knochen, waren Kraft und Spannung nicht ausgewogen vorhanden, um die Menge an Energie aufzunehmen, die notwendig ist, damit es zu keiner Verletzung kommt!

Wie entsteht Spannung im menschlichen Körper?
Durch Schwingung entsteht Spannung.
Durch Dehnung entsteht Spannung.
Durch Belastung entsteht Spannung.

Diagnosen und energetische Behandlung

Mein Weltbild ist die Einheit, ein ganzheitliches, holistisches, das heißt, alles ist mit allem untrennbar verbunden.

Aber nicht nur der Körper ist eine Einheit, sondern die gesamte Erde mit allen Lebensformen, der gesamte Kosmos, alles Sichtbare, aber auch alles Unsichtbare – die geistige Welt. Alles ist ein einziges, gewaltiges Konzept in einem unbegrenzten Universum – alles ist Energie.

Für viele Menschen ist es oft unbegreiflich, wenn mich eine Diagnose oder ein Befund nicht wirklich interessieren. Es steht mir auch nicht zu, etwas zu interpretieren, da Diagnosen nicht in meinen Kompetenzbereich fallen. Was mich interessiert, ist das Befinden des Menschen, der zu mir kommt, und wie er sich nach meiner Behandlung fühlt.

Die Menschen, die zu mir kommen, sind oft sehr verunsichert. Sie haben häufig eine jahrelange Odyssee von einem Arzt zum anderen, von einem Krankenhaus zum nächsten hinter sich. Man hat ihnen gesagt, dass sie dies oder jenes nicht mehr machen dürften, es wurden ihnen verschiedene Medikamente verschrieben oder Operationen durchgeführt. Von ihren Ärzten wurden ihnen auch die verschiedensten Zukunftsszenarien vorausgesagt, was für mich eindeutig unter »Wahrsagen« fällt. Diese »Verunsicherten« kommen also zu mir, weil »bisher nichts Erfolg hatte« und weil sie oft von Bekannten erfahren haben, dass ich ihnen geholfen habe. Sie vertrauen mir und im Gespräch kommen wir dann auf einen wichtigen Punkt, den ich immer wieder betone:

»Nicht nur mir sollst du vertrauen, sondern vor allem dir selbst! Du selbst kennst dich am besten. Dein Körper ist ein so perfekt ausgefeiltes System und gibt dir Signale. Wenn du diese beachtest, dann fühlst und weißt du, was zu tun ist. Ich kann dir dazu nur einen Impuls geben.«

Da in den letzten Jahrzehnten das Auswechseln von Gelenken zu einem medizinischen Modetrend geworden ist, werde ich immer wieder mit Gelenksbeschwerden konfrontiert, die nach einer, zwei, drei oder noch mehr Operationen auftreten, oder es wurde »herumgeraspelt«, »geglättet« und so weiter. Der Arzt hatte auf dem Röntgenbild Abnützungen gesehen und so teilt er dem Patienten mit, dass die einzige Möglichkeit, wieder beschwerdefrei zu werden, ein neues Gelenk sei. Der Großteil der Menschen vertraut natürlich der ärztlichen Diagnose und dem Urteil eines Spezialisten. Es kann natürlich sein, dass durch die Operation eine bessere und schmerzfreie Lebensqualität erreicht wird. Aber sehr oft ist es so, dass durch die Operation an anderer Stelle ein neues Symptom auftritt, das nicht in Verbindung mit dieser Operation gebracht wird. Manchmal höre ich, dass Patienten gesagt wird, jetzt machen wir mal diese Hüfte und im nächsten Jahr müsse dann die andere Hüfte, das andere Knie in Betracht gezogen werden, obwohl diese derzeit noch schmerzfrei sind. Viele der Menschen, die zu mir kommen, haben einfach kein Vertrauen mehr in die Reparaturmedizin, sei es aus eigener Erfahrung oder durch Erlebnisse von Verwandten oder Freunden.

Ich habe den Eindruck, dass immer mehr Menschen offen dafür sind, dass es bei Abnützungen, Brüchen, Bänderrissen andere Möglichkeiten gibt als die mechanische Reparatur. Oft sind es ja ihre eigenen Erfahrungen, die sie zu Suchenden machen: Wenn nach einer mechanischen Reparatur die Beweglichkeit noch immer eingeschränkt ist und die Schmerzen noch immer vorhanden sind. Da ich die Energieströme im Menschen spüre, ist es mir möglich, dort anzusetzen, wo der Ursprung der Verletzung oder des Gebrechens ist. Es genügt oft ein bestimmter Druck oder eine sanfte Bewegung, sehr oft nicht einmal an dem Ort, wo der Schmerz oder die operierte Stelle ist, und schon spürt der Behandelte eine Erleichterung. So taste ich mich von einer Blockade zur nächsten, meist ohne die verletzte Stelle zu berühren, und plötzlich ist das verletzte Gelenk schmerzfrei. Ich sehe dann oft ungläubiges Staunen und Verwunderung. Erst zum Schluss konzentriere ich mich auf die Verletzung oder direkt auf die operierte Stelle.

Es passiert auch oft, dass ich die Körperseite berühre, die gegenüber der Verletzung liegt. Meine Erklärung dazu liegt in der »Information«: Die gesunde Seite informiert die kranke Seite und veranlasst die kranke Seite, sich der gesunden Seite anzugleichen. Es entsteht ein Informationsaustausch zwischen den Körperteilen. Das klingt vielleicht absurd und einfach und ist für viele, die sich auf der materiellen, sichtbaren Ebene befinden, unbegreiflich. Für diejenigen, die sich mit Information und Austausch von Information auf geistiger Ebene beschäftigen, ist es allerdings nachvollziehbar.

Wenn man jahrelang auf geistiger Ebene arbeitet und auch diese Ergebnisse miterlebt, kann es schon vorkommen, dass man die Reparaturmedizin nicht mehr ernst nimmt. Doch ich habe großen Respekt und große Achtung vor der Notfallmedizin, die sehr oft Großartiges leistet!

Nach diesen spontanen Verbesserungen stellen sich natürlich viele die Frage, was sie nun tun sollen. Operationstermin absagen? Darf ich den Fuß belasten, obwohl mir der Arzt geraten hat, den Fuß sechs Wochen lang nicht zu belasten? Meine Antwort darauf ist stets: »Diese Entscheidungen musst du selbst treffen. Aber höre auf deinen Körper, er sagt dir, was du tun kannst. Wenn er mit Schmerz reagiert, dann sagt dir dein Körper, dass du dich noch schonen sollst, wenn er kein oder ein schwaches Signal gibt, dann tue das, was du kannst.« Darum ist es auch so wichtig, dass der Körper Signale gibt und nicht durch Medikamente stillgelegt wird.

Hier möchte ich auch von einem Fall berichten, der sich in einem Salzburger Krankenhaus zugetragen hat. Ein ehemaliger Leistungssportler war beim Klettern abgestürzt und hatte sich das Becken gebrochen. Meine zwei Freunde, Felix Gottwald und Günther Chromicek, riefen mich an und wir fuhren zu dritt ins Krankenhaus. Der Verletzte erzählte uns, dass er laut ärztlicher Anweisung sechs Wochen ruhig liegen müsse, was ihm überhaupt nicht behage, und aus diesem Grund entschied er sich ganz bewusst für eine energetische Behandlung. Es war sein Wille und seine freie Entscheidung. Nachdem ich den Verletzten in ein energetisches Gleichgewicht gebracht hatte – meine beiden Freunde unterstützen mich und den Verletzten geistig dabei – sagte ich ihm, er könne jetzt aufstehen, wenn er wolle. Die Energie war für uns alle im ganzen Raum spürbar. Er stand auf, ging ein paar Schritte, aber dann brach sein Kreislauf zusammen. Er wurde kreidebleich und wir mussten ihn wieder ins Bett bringen. Wir beruhigten ihn und fragten, ob er Schmerzen hätte. Er verneinte, aber es war doch eine gewisse Angst vorhanden, die dazu führte, dass sein Energiesystem zusammengebrochen war. Nachdem er sich wieder beruhigt hatte, probierte er das Gleiche noch einmal und siehe da, es ging. Am nächsten Tag wurde er aus dem Krankenhaus entlassen. In seinem Krankenzimmer waren noch drei andere Personen, die alles beobachtet hatten. Ein Bettnachbar fing vor Rührung an zu weinen. Ich behandelte auch ihn und die beiden anderen. Ich erfuhr, dass auch diese drei am nächsten Tag entlassen wurden.

Was für mich bei der ganzen Sache nicht nachvollziehbar ist, dass sich die Ärzte für derartige Vorkommnisse nicht interessieren. Sie bekommen zwar mit, was geschehen ist, aber sie machen einfach die Augen zu und schweigen über diese Art von Behandlung.

Es gibt allerdings auch Ärzte, die an Energiearbeit interessiert sind und sich selbst energetisch behandeln lassen. Ich bekam in den letzten Jahren sehr oft Anrufe von Medizinern, die mich kennenlernen, oder von jungen Medizinern, die bei mir hospitieren wollten.

Ein anderer Fall hat sich in einem Krankenhaus in Bad Ischl zugetragen. Ein junger Bursch kam bei einem Motocross-Rennen zu Sturz und zog sich einen Milzriss zu. Bei einer Ultraschalluntersuchung wurde Blut im Bauchraum festgestellt. Da das Motocross-Rennen in der Nähe von Amstetten war, wurde der Verletzte zuerst ins Krankenhaus in Amstetten eingeliefert. Er hatte starke Schmerzen und bekam schmerzstillende Medikamente.

Da seine Familie aber in Bad Ischl wohnt, wollten seine Eltern, dass er nach Bad Ischl überstellt würde. Der junge Mann und seine Angehörigen wurden darauf aufmerksam gemacht, dass die Überstellung lebensgefährlich sei. Sie mussten einen Revers unterschreiben, erst dann kam er nach Bad Ischl.

Sein Vater rief mich an und bat mich, seinen Sohn energetisch zu unterstützen. Im Krankenzimmer waren mehrere Patienten. Die Mutter bewirkte, dass das Krankenbett in ein Extrazimmer geschoben wurde. Der junge Mann konnte sich vor Schmerzen kaum bewegen. Ich spürte, dass der gesamte Brustkorb verschoben und verdreht war. Also war es wichtig, den gesamten Körper durch bestimmte Drucktechniken und Bewegungen ins Gleichgewicht zu bringen.

Das Ergebnis war selbst für mich verblüffend. Die Schmerzen waren schlagartig weg, er stand auf und ging sich duschen. Am nächsten Tag wurde er wieder per Ultraschall untersucht. Es war nichts mehr feststellbar und so wurde er noch am selben Tag aus dem Krankenhaus entlassen.

Diagnosen, Prognosen und ihre Auswirkungen

Diagnosen sind abhängig vom Wissensstand dessen, der sie erstellt. Wenn sie etwas Absolutes wären, bräuchten wir keine Forschung mehr.

Diagnosen werden gestellt, damit der Mediziner weiß, wie therapiert werden soll. Obwohl es Röntgenbilder, Laboruntersuchungen, CT, MRT und so weiter gibt, höre ich immer wieder, dass fünf verschiedene Ärzte fünf verschiedene Meinungen zu ein und demselben Krankheitsbild haben. Andererseits gibt es wieder übereinstimmende Meinungen zur Behandlung von Knochenbrüchen – es ist immer noch Ruhigstellen und Gips angesagt. Aber auch dann herrscht Einigkeit, wenn Laborwerte von vorgegebenen Normen abweichen. Durch diesen absoluten Wahrheitsanspruch, den sich die etablierte Schulmedizin auf ihre Fahnen heftet, hat sie Macht über die Menschen. Es bleibt dem Einzelnen anscheinend nichts anderes übrig, als alles über sich ergehen zu lassen, was der Arzt vorschlägt. Sollte jemand mit der vorgeschlagenen Therapie und Behandlung nicht einverstanden sein, so werden immer wieder Prognosen gestellt und beängstigende Zukunftsszenarien gezeichnet.

Aber alle wissenschaftlichen Prognosen und Voraussagen zeigen doch nur auf, dass man davon ausgeht, dass die Welt so bleibt, wie sie ist, denn nur unter dieser Voraussetzung kann man Prognosen erstellen. Prognosen sind immer Hochrechnungen, die auf dem derzeitigen Wissens- und Erfahrungsstand basieren.

Wie viele Therapien werden täglich angewendet und bringen keine Heilung oder führen zum Tod, obwohl sie dem letzten Stand der

Wissenschaft entsprechen? Manchmal wird aber auch in den Medien darüber berichtet, dass es Ärzte gewagt hätten, gegen den derzeit gängigen Stand der Medizin zu agieren und andere Therapien anzuwenden oder nicht gleich mit Medikamenten oder Operationen einzugreifen. Meiner Meinung nach haben diese Ärzte keineswegs fahrlässig gehandelt, sondern sie haben einen anderen Zugang, ein anderes Verständnis von Gesundheit und haben nach ihrem persönlichen, inneren Empfinden gehandelt.

Oft ist es auch so, dass eine Diagnose dir den Atem nimmt, das Lebenswichtigste, das dein Körper braucht. Der Arzt muss erkennen, welche Art von Mensch er vor sich hat, wenn er seine Diagnose bekannt gibt. Es gibt viele, die allein durch die Diagnose einen lebensbedrohlichen Schock bekommen und für die Verarbeitung dieses Schocks so viel Energie brauchen, die wesentlich sinnvoller eingesetzt werden könnte. Nur wenige sehen es als Herausforderung, ihr Leben umzustellen. Aber natürlich gibt es auch Fälle, in denen eine schlimme Diagnose heilsam ist, die sich sagen: »Nicht mit mir!«

Hier möchte ich einige Beispiele von Patienten anführen, die Eigenverantwortung übernommen haben und den Mut hatten, andere Wege zu gehen.

Einer etwa dreißigjährigen Frau mit sehnlichem Kinderwunsch wurde nach einer gynäkologischen Untersuchung mitgeteilt, dass sie Krebs hätte und man ihre Gebärmutter entfernen müsse. Sie erbat sich Bedenkzeit und kam in meine Praxis zu einer energetischen Behandlung. Sie wollte meine Meinung zur Operation hören, ob ich dafür oder dagegen wäre. Ich sagte ihr, dass ich ihr diese Entscheidung nicht abnehmen könne, die müsse sie schon selbst treffen. Sie entschied sich für die Operation, doch auf dem Operationstisch änderte sie in letzter Minute ihre Meinung und verließ das Krankenhaus auf eigenen Wunsch und eigenes Risiko. In der folgenden Zeit bekam sie von ihrer Gynäkologin einige Anrufe, in denen sie gewarnt wurde, dass sie mit ihrem Leben spiele. Heute ist die junge Frau gesund und glückliche Mutter einer lieben, gesunden Tochter.

Der zweite Fall betrifft einen etwa 55-jährigen Mann. Er war zu Hause schwer gestürzt und hatte sich dabei an der Halswirbelsäule verletzt. Laut behandelndem Arzt sollte nun die Halswirbelsäule in einer Operation »versteift« werden. Der Verletzte wollte aber sicher gehen und holte sich die Meinung verschiedener Experten aus führenden Krankenhäusern Österreichs ein. Alle waren sich einig, dass die Operation gemacht werden müsse. So entschied sich der Mann – wie im vorigen Beispiel – für die Operation. Doch auch diesmal kam es nicht dazu. Als er nämlich vor der Operation das Informationsblatt unterschreiben sollte, das ihn über die Risiken aufklärte, änderte er seine Meinung und verließ das Krankenhaus. Auch hier kam es durch energetische und manuelle Aktivierung zur Selbstheilung – ohne Operation. Dieses Ereignis liegt jetzt einige Jahre zurück und es geht dem Mann immer noch gut.

Ich habe aber auch das tragische Gegenteil erlebt und gesehen, was Diagnosen, Prognosen und Vorstellungen über die diagnostizierte Krankheit auslösen können.

Es war am Beginn meiner Arbeit als Therapeut als ein mir nahe stehender Mensch plötzlich Hüftprobleme bekam. Es wurden zahlreiche Untersuchungen gemacht. Man stellte Abnützungen in der Hüfte und eine schlecht funktionierende Herzklappe fest (eine Herzklappenoperation hatte er schon vor ein paar Jahren gehabt). Zusätzlich ergab die Blutuntersuchung, dass er Leukämie hätte. All diese Diagnosen und die Prognose, dass er möglicherweise den Rest seines Lebens im Rollstuhl verbringen müsse, brachten ihn dazu, dass er sich selbst keine Chance mehr gab, ein normales Leben zu führen. Er verübte Selbstmord.

Dieses Ereignis hat mich sicherlich sehr geprägt. Ich frage mich immer wieder, wie sinnvoll und notwendig Prognosen sind. Ich verstehe, dass Diagnosen gestellt werden müssen, um Behandlungsschritte einzuleiten, und auch Patienten wissen wollen, welche Krankheit sie haben. Ich habe aber kein Verständnis, wenn Menschen mit Prognosen, die ihnen jede Hoffnung nehmen, alleine gelassen werden. Nicht jeder Mensch ist stark genug, mit einer derartigen Prophezeiung umzugehen und das führt oft zu einer vollkommenen Lähmung des Immunsystems. Wollen wir Krankheiten bekämpfen oder wollen wir Menschen bei ihrer Genesung unterstützen? Ich kann mich nicht des Eindrucks erwehren, dass es hauptsächlich darum geht, einen Sieg über eine Krankheit zu erringen, statt einen Menschen bei seiner Gesundung zu unterstützen. Ich glaube, dass sich Hoffnung auf jeden Krankheitsverlauf positiv auswirkt und ich finde es keineswegs unverantwortlich, auch in scheinbar aussichtslosen Fällen von Hoffnung zu sprechen. Positive Beweise gibt es immer wieder. Und warum sollte nicht gerade dieser Patient einer der »außergewöhnlichen Patienten« sein, die es schaffen? Der amerikanische Arzt Bernie Siegel erzählt in seinem wunderbaren Buch »Prognose Hoffnung«, wie er vielen Menschen mit Diagnose Krebs geholfen hat, wieder gesund zu werden, indem er ihnen Mut machte und ihr Selbstvertrauen stärkte, dieser »außergewöhnliche Patient« zu werden. Er ist der festen Überzeugung, dass viele Menschen heute nicht mehr am Leben sind, weil sie die Voraussagen ihres Arztes erfüllt haben. [Siegel, 2007]

Viele Kranke zerbrechen nicht an ihrer Krankheit, sondern an der Vorstellung über ihre Krankheit.

Auszug aus einem wissenschaftlichen Bericht zum Thema »Spontanremissionen bei Krebserkrankungen« [Ingrid Glomp, Das Phänomen der unerwarteten Genesung, Dtsch. Ärztebl. 1997; 94(25): A-1708 / B-1448 / C-1348]:
»Nach dem bisherigen Stand des Wissens ist es für Arzt und Patient zur Zeit unmöglich, Spontanremissionen bewusst und gezielt herbeizuführen. Gerade weil Ärzte so wenig über diese Phänomene wissen, ist es menschlich nicht vertretbar und wissenschaftlich unhaltbar, genaue

Prognosen über die nach einer Krebsdiagnose verbleibende Lebenszeit abzugeben.«

Sinn und Unsinn von Statistiken

Durch die vermehrten Gesundenuntersuchungen werden geringfügige Zellveränderungen bereits als Krebs im Anfangsstadium diagnostiziert. Diese Zellveränderungen passieren in unseren Körpern laufend. Wenn ich nun in so einer Phase zur Untersuchung gehe, kann es sein, dass ich mit der Diagnose »Krebs im Anfangsstadium« konfrontiert werde und meine Selbstheilungskräfte sofort mit chemischen Keulen oder einer Operation unterdrückt werden. Alles nach »letztem Stand der Wissenschaft«. Allerdings mehren sich in letzter Zeit die Anzeichen, dass sogar Mediziner gegen »Brennen, Schneiden, Vergiften« sind. Nun wird ein Patient mit dieser Diagnose in die Krebsstatistik aufgenommen und für die Statistik gilt jede Krebserkrankung als geheilt, wenn der Patient ab Diagnose fünf Jahre überlebt. Sollte er nach fünf Jahren und einem Tag sterben oder es bricht etwas später eine andere Art von Krebs aus, zählt er trotzdem in der ursprünglichen Krebsart als geheilt.

Ein weiteres Problem der Statistiken im Zusammenhang mit Krebs liegt darin, dass die Heilungen durch eigene, individuelle Aktivierung der Lebenskraft meistens nicht in der medizinischen Literatur aufscheinen. Jemand, der aus eigener Kraft und gegen alle Erwartungen gesund wird, geht nicht mehr zum Arzt. Falls er es aber doch tut, nehmen viele Ärzte einfach an, sie hätten sich bei der Diagnose geirrt.

Derzeit gilt die Früherkennung als die wirksamste Waffe gegen den Krebs. Doch ist sie das wirklich? Früherkennung ist im Kern ein Tauschgeschäft: Man tauscht ein Risiko gegen ein Bündel anderer Risiken. Von 1.000 Teilnehmern können bestenfalls einige wenige erwarten, dass Früherkennung sie vor einem vorzeitigen Tod durch Krebs bewahrt. Keine Frage, das ist ein starkes Argument für die Früherkennung. Doch dieser Gruppe stehen viele Teilnehmer gegenüber, bei denen Früherkennung die Gesundheit angreift, die sie eigentlich erhalten sollte. Selbst unter der Ärzteschaft sind Früherkennungsmethoden umstritten und viele warnen auch vor den gesundheitlichen Risiken der Untersuchungsmethoden.

Da der Mensch kein starres, sondern ein flexibles System ist, das sich ständig verändert, kann die Medizin niemals voraussehen, wie gefährlich ein Krebs ist. Er wird aber auf jeden Fall operiert, bestrahlt oder/und chemotherapiert. Die Betroffenen haben scheinbar keine Wahl. Sie leben fortan mit einer Angst vor einem Rückfall und vor allem mit den Folgen der Eingriffe, die sie ohne Früherkennung nie erlitten hätten. Mit immer neuen und aufwändigeren Verfahren steigt die Chance, ungewollt in den Sog der Medizin zu geraten.

Nichtwissen kann auch Segen sein.

Mythos Lebenserwartung

Wenn die Kosten im Gesundheitswesen immer weiter explodieren, dann ist es doch beruhigend zu lesen, dass die Medizin uns jedes Jahr ein um ein paar Monate verlängertes Leben ermöglicht – wenn auch vielleicht nur am Tropf und mit Altersdemenz im Pflegeheim. Aber stimmt es wirklich, dass Menschen in der Steinzeit nur ca. 20 Jahre wurden, die Griechen und Römer 25 Jahre und die Menschen im Mittelalter ca. 37 Jahre? Die Grundlagen dieser Angaben sind nicht nachvollziehbar. Immerhin gab es auch in diesen alten Zeiten Schriften, in denen ganz andere Zahlen genannt werden. In den literarischen Werken der Griechen, Römer und des Mittelalters tauchen sehr wohl alte Leute auf, als ob sie an der Tagesordnung gewesen wären. Wie kommt man nun zu der heutigen Vorstellung von Lebenserwartung? Korrekt betrachtet geht es um die durchschnittliche Lebenserwartung. Die hohe Kindersterblichkeit, die früher herrschte, drückte diesen statistischen Mittelwert natürlich nach unten. Die Griechen und die Römer sind nämlich ganz normal alt geworden, ähnlich wie wir heute auch – sofern sie die ersten Lebensjahre überlebt haben. Es sind nur leider sehr viele bei oder kurz nach der Geburt gestorben und haben dadurch den rechnerischen Durchschnitt nach unten beeinflusst. Waren die Kinder einmal vier oder fünf Jahre alt, waren sie aus der Gefahrenzone heraus und wurden im Durchschnitt ähnlich alt wie wir heute auch. Das belegen alte Chroniken und literarische Dokumente. Die Erhöhung der Lebenserwartung drückt somit nicht aus, dass die Menschen ein immer höheres Alter erreichen, sondern dass immer weniger – vor allem Kinder – vorzeitig sterben. Und das wiederum ist weniger ein Verdienst der medizinischen Forschung als ein Verdienst der erhöhten Hygiene bei der Entbindung.

Die allgemein übliche Interpretation ist aber eine ganz andere. Die steigende Lebenserwartung wird als ein wachsender Erfolg unseres medizinischen Systems gewertet. Das sagt aber noch nichts über die tatsächliche Gesundheit der Menschen aus, da ist eher eine gegenläufige Tendenz zu verzeichnen. Wurden die Menschen in früheren Jahrhunderten nämlich gesund alt und behielten ihre geistige Frische, so werden die Menschen heute immer früher ernsthaft krank. Herz-Kreislauf-Probleme, Herzinfarkte und Krebserkrankungen machen auch vor jungen Menschen nicht mehr Halt, selbst Kinder sind immer häufiger betroffen und sterben daran. Statistisch wirkt sich diese Entwicklung wahrscheinlich noch nicht aus, weil im gleichen Zuge die technischen Verfahren zur künstlichen Aufrechterhaltung des Lebens immer weiter perfektioniert werden. Manchmal kann man sich des Eindrucks nicht erwehren, dass die ständige Wiederholung des Mythos von der Lebenserwartung dazu dienen soll, uns von der ständig schlechter werdenden allgemeinen gesundheitlichen Situation abzulenken. Es gab noch nie so viele Kranke wie jetzt.

Zum Thema Lebenserwartung passen auch meine Erfahrungen mit Menschen, die an Alzheimer-Demenz erkrankt sind. Es ist bekannt, dass Alzheimer-Patienten oft ein sehr hohes Lebensalter erreichen. Ich sehe den Grund darin, dass die gesundheitliche Beeinträchtigung durch belastende Gedanken wegfällt. Falls der Alzheimer-Patient noch fähig ist, seine Sorgen zu artikulieren, so merkt er sich das nur sehr kurzfristig und ist wieder frei von Belastungen – er lebt im Ist-Zustand. Wichtig wäre, bei Alzheimer-Patienten die Medikation zu überprüfen.

Ich habe das am Beispiel meiner Mutter gesehen. Sie hatte nach einem Sturz einen Schambeinbruch erlitten und wurde ins Krankenhaus eingeliefert. Dort bekam sie zu ihren üblichen Medikamenten noch Schmerzmedikamente und einiges andere verschrieben. Bei der Einlieferung war meine Mutter geistig voll fit. Doch man konnte von Tag zu Tag merken, dass sie immer verwirrter wurde. Schließlich wurde sie aus dem Krankenhaus entlassen und als Pflegefall in das Seniorenheim zurückgebracht. Sie hatte alle Anzeichen von Alzheimer-Demenz: Sie erkannte niemanden mehr, wusste nicht, wo sie war, wer sie war, konnte nichts mehr selbstständig tun. Meine Mutter ist eine sehr willensstarke Frau und hatte sich bis zu diesem Zeitpunkt bezüglich Medikamenten von niemandem dreinreden lassen – auch nicht von mir. Nachdem sie nun völlig dement und ein Pflegefall war, verlangte ich Einblick in ihre Medikamentenliste und konnte es kaum glauben: Ihr wurden siebzehn verschiedene Medikamente und insgesamt einundzwanzig Stück pro Tag verabreicht. Ich zeigte diese Liste einem befreundeten Mediziner. Er war entsetzt und riet mir dringend von meinem geplanten Versuch ab, diesen Medikamenten-Cocktail an mir selbst auszuprobieren. Nach einer energetischen Testung der einzelnen Medikamente blieben vier übrig, die sie meiner Meinung nach weiterhin nehmen sollte. Ich unterschrieb einen Revers, dass ich die Verantwortung für diese Reduktion übernehmen würde. Ab diesem Zeitpunkt dauerte es noch etwa zwei Monate, bis sich der geistige Zustand meiner Mutter wieder langsam normalisierte. Ich hatte sie während dieser Zeit immer wieder energetisch behandelt, habe viel mit ihr über vergangene Zeiten gesprochen, über unsere Familie, wie alle heißen, wo jemand wohnt und vieles andere. Anfangs war mir oft zum Weinen zumute, die Antworten waren grotesk. Aber es ging von Woche zu Woche besser. Das war vor drei Jahren. Heute ist sie neunzig Jahre alt und und im Vollbesitz ihrer geistigen Kräfte. Sie nimmt als Nahrungsergänzung Krill-Öl-Kapseln von Dr. Ehrenberger und nur wenige Medikamente. Diese nimmt sie meiner Meinung nach nur deshalb, da sich in den Seniorenheimen unter den Bewohnern ein eigenartiges Wertesystem etabliert hat: Es scheint ein Statussymbol zu sein, Medikamente zu nehmen. Wer viele Medikamente nimmt, steigt im Ansehen der Mitbewohner und es wird auch nur der als guter Arzt bezeichnet, der viele Medikamente verschreibt. Es ist kaum zu glauben.

Pumporgan Herz?

Auf der Gefühlsebene gibt es das liebende Herz, das mitfühlende Herz, das einsame Herz, das gekränkte Herz, das traurige Herz, ein frohes Herz, ein enttäuschtes Herz, auf der Körperebene ein starkes Herz, ein schwaches Herz, ein krankes Herz, ein gesundes Herz. Wir kennen diese Bezeichnungen. Es ist aber immer das gleiche Herz, nur einmal ist es im Zustand der Liebe, das andere Mal im Zustand der Trauer und so weiter. Aber wir wissen, dass gewisse Zustände unser Herz belasten können. Unser Herz reagiert auf bestimmte Empfindungen. Diese Zustände lassen sich nicht mittels Röntgenbild, Computertomografie, Herzkatheder oder sonstigen Untersuchungsmethoden feststellen. Diese Empfindungen sind nur fühlbar, sie sind nicht materiell, nicht messbar. Nur die Auswirkungen dieser Gefühle sind messbar, sie können sich manifestieren und zu körperlichen Symptomen werden. Es kann von kleineren Defekten bis zum Versagen des Herzens führen. Jetzt sind wir dort angelangt, was die meisten Menschen verstehen, dort, wo auch die Schulmedizin ansetzt: beim Pumporgan Herz. Aus der Sichtweise der Mechanik ist alles nachvollziehbar. Die Medizin entwickelt immer mehr Operationstechniken: Herzklappen, Stents, Bypass und

Ähnliches. Ich aber frage mich: »Ist es wirklich das, was wir brauchen? Sind wir nicht im Grunde fühlende Wesen? Mit einem lebenden Organismus, der die Intelligenz und Kraft besitzt, sich selbst zu regenerieren? Welche Chance geben wir unserem Körper?«

Dazu der Original-Bericht von Gustl P. aus Erlangen in Deutschland:

Ich besuchte jahrelang regelmäßig ein Fitness-Studio. Um neben der Kraft auch meine Ausdauer zu verbessern, ging ich aufs Laufband. Da bemerkte ich, dass mein Anfangspuls sehr hoch war, ca. 110/120. Beim Training stieg der Puls bis 200. Das kam mir sonderbar vor. Eine Freundin unserer Familie ist Arzthelferin und sie besorgte mir relativ schnell einen Termin bei ihrem Chef. Der Arzt sah mich an und seine erste Frage war: »Nehmen Sie Anabolika?« Durch mein jahrelanges Krafttraining war ich mit ca. 88 kg gut durchtrainiert, hatte aber nie Anabolika genommen. Nach der Untersuchung (bei der mir der Arzt immer wieder unterstellte, dass ich Anabolika genommen hätte, da angeblich alle Symptome darauf hinwiesen) bekam ich eine Überweisung zum Kardiologen.

Die Kardiologin untersuchte mich und sagte mir dann, dass es sehr schlecht um mein Herz stehe, gab mir Tabletten und bestellte mich für den nächsten Tag zu weiteren Untersuchungen. Von den Tabletten sollte ich eine mittags und eine vor dem Schlafengehen nehmen und ich sollte absolut keinen Sport betreiben. In der Nacht musste ich auf die Toilette. Dabei wurde mir schwindelig, ich verlor das Bewusstsein und stürzte schwer zu Boden. Am nächsten Morgen hatte ich starke Rückenschmerzen. Die Kardiologin schickte mich nach weiteren Untersuchungen in die Klinik. Sie hatte schon alles in die Wege geleitet, dass ich in der Intensiv-Station aufgenommen werden konnte. Vorher erklärte sie mir noch, dass ich eventuell ein Spenderherz benötige, da ich nur noch ca. 30 % Herzleistung hätte.

Mit dieser niederschmetternden Nachricht ging ich nun in die Klinik. Nach vielen neuerlichen Untersuchungen und noch mehr Tabletten wurde ich an eine spezielle Herzklinik überwiesen. Keiner konnte mir wirklich sagen, was ich hatte. Meine Rückenschmerzen wurden immer schlimmer – aber das interessierte niemanden.

In der Herzklinik setzte man mir einen Herzkatheder. Ergebnis: nur ca. 30 % Herzleistung, kein Sport mehr in der Zukunft. Warum das Herz angeblich so schwach und sehr vergrößert war, konnte mir niemand sagen. Man vermutete verschleppte Grippe, Herzmuskelentzündung oder einen Zeckenbiss als Ursache. Mit diesem Ergebnis, vielen Tabletten und regelmäßigen Kontrollterminen beim Kardiologen wurde ich entlassen. Meine Rückenschmerzen waren schon in der Klinik immer schlimmer geworden – aber es interessierte noch immer niemanden. Ich konnte kaum mehr aufrecht gehen. Nach sieben Tagen zu Hause musste ich den Notarzt rufen. Ich konnte mich nicht mehr bewegen. Die Rückenschmerzen waren unerträglich und das linke Bein wurde langsam taub. Wieder in der Klinik (und nach wieder mehreren Untersuchungen) stellte man einen Bandscheibenvorfall L4/L5 fest. Man konnte mich aber nicht operieren, da mein Herz zu schwach war. Mit manueller Therapie und vielen Tabletten wurde ich mehrere Wochen lang stationär behandelt. Es half nichts. Da die Schmerzen kaum noch zu ertragen waren und die Schmerzmittel nicht mehr ansprachen, bekam ich Morphium. Total gefühllos in den Beinen stürzte ich wieder schwer.

Am Tag zuvor hatte ich noch ein Erlebnis der besonderen Art mit einem Arzt. Ich bekam zu meinen vielen Tabletten noch eine weitere dazu und fragte die Krankenschwester, wofür denn diese neue Tablette sei. »Ein Blutdrucksenker«, sagte sie. Eigentlich hatte ich aber beim morgendlichen Blutdruckmessen schon einen niedrigen Blutdruck gehabt. Ich wollte dazu eine Erklärung vom Arzt, der mir diese Tablette zusätzlich verordnet hatte. Er fragte mich: »Nehmen Sie die Tablette oder nicht?« Als ich mit NEIN antwortete, ließ er mich mit den Worten: »Dann lassen Sie sie eben weg« stehen, drehte sich um und ging.

Nach diesem Schlüsselerlebnis fasste ich den Entschluss, mir mit Hilfe von Martin selber zu helfen. Ich wusste, dass ich es schaffen würde. Ich besorgte mir eine Gehhilfe, mit der ich täglich trainierte, und fing wieder an für den »Trainerschein Cardio Fitness« zu lernen. Als ein Arzt meine Unterlagen sah, sagte er zu mir: »Diese Bücher können sie weglegen, Sie werden nie mehr Sport machen können.« Als es mir etwas besser ging und ich schon ein paar Schritte gehen konnte, unterschrieb ich ein Papier, dass ich die Klinik auf eigene Gefahr verlassen wolle.

Heute ist mein Lebensinhalt Sport. Ich bin Personal Trainer mit eigenem Personal-Trainingsstudio für Frauen. Ich habe mein eigenes Herz noch und laut Untersuchung bei einem anderen Kardiologen wieder eine Herzleistung von 100 %. Ich nehme keine Medikamente (habe ich alle nach dem Klinikaufenthalt weggeschmissen). Auch meine Bandscheibe habe ich nicht operieren lassen.

Im Nachhinein muss ich sagen, dass mir kein Arzt wirklich helfen konnte. In den fast drei Monaten Klinikaufenthalt konnte ich mir ein ganz gutes Bild von unserer medizinischen Versorgung machen und musste leider feststellen, dass viele Ärzte ihren Beruf verfehlt haben. Die Einzigen, die mir in der Klinik wirklich Linderung verschafft haben, waren die Krankenschwestern und ein Physiotherapeut, der mich heimlich nach TCM *behandelte.*

Wie war es zu diesem Krankheitsbild gekommen?

Der Krankheit waren zwei sehr belastende Ereignisse im Leben von Gustl vorausgegangen: Ein paar Monate vorher war sein jüngerer Bruder Christian im Alter von 35 Jahren an Krebs gestorben. Gustl war mit ihm emotional sehr verbunden und hatte Christian noch kurz vor seinem Tod voller Hoffnung Knochenmark gespendet. Die zweite große Belastung war seine Firma, die er auf Grund finanzieller Schwierigkeiten zusperren und auch seinen Mitarbeitern kündigen musste. Diese beiden Ereignisse gingen Gustl im wahrsten Sinne des Wortes »zu Herzen«. Erst durch die seelische Verarbeitung dieser Geschehnisse wurde Heilung möglich. Aber auch durch den Glauben an die eigene Kraft.

Zellveränderung Krebs

Es ist gleichgültig, ob jemand durch äußere, unvorhersehbare Einflüsse erkrankt oder verletzt wird oder ob sich Störungen im Körper zeigen, die zu einem Krankheitsbild führen, dem man den Namen »Krebs« gegeben hat. Im Grunde ist es doch immer das Wesen Mensch, das erkrankt. Was liegt also näher, als sich mit dem Menschen zu befassen, da doch die Ursache nur im Menschen selbst zu finden ist? Es genügt nicht, eine Diagnose zu stellen und eine Krankheit zu bekämpfen und den Menschen dabei zu übersehen. Wir müssen uns ein wirkliches Bild von dem Menschen machen, kein Röntgenbild. Wie sind seine Lebensumstände, seine Erwartungen, seine Hoffnungen, offen über alles mit ihm reden. Der Volksmund sagt ja auch: »sich etwas von der Seele reden«.

Krebs ist eine Veränderung der Zelle. Zellen verändern sich, wenn ein Mensch in einer schwierigen Lebenssituation ist, die eine Veränderung im Denken, aber auch im zwischenmenschlichen Bereich erfordert. Auch aufgestaute Aggressionen, Ängste, Zwänge, Schuldgefühle, das Gefühl, etwas versäumt zu haben, all das kann zu Zellveränderungen führen.

Krebs wird immer noch als eigenständige Krankheit betrachtet, die nichts mit den Gefühlen, Gedanken und Emotionen des Menschen zu tun hat. Tumore werden bekämpft durch Operation, Chemotherapie, Bestrahlung – mit wenig Rücksicht auf den psychischen Zustand des Patienten. Selbst wenn man nur die Krankengeschichten in der eigenen Familie und im persönlichen Bekannten- und Freundeskreis hört, wird man schnell erkennen, dass die jahrzehntelange Krebsforschung nicht wirklich erfolgreich war. Obwohl ich Statistiken gegenüber skeptisch bin, möchte ich hier doch eine anführen: Laut Statistik Austria haben bei Männern die Neuerkrankungen an Krebs von 2005 auf 2006 um 1,5 % abgenommen, von 1996 auf 2006 wurde allerdings ein genereller Zuwachs von 12 % verzeichnet.

Therapien, die keine Nebenwirkungen haben und die den Menschen als Einheit sehen und seine Gedanken, Gefühle und Emotionen einbeziehen, werden von einer Hightech-Medizin als absurd abgelehnt. Wenn Therapien als wissenschaftlich überprüft bezeichnet werden, frage ich mich, wer überprüft die Wissenschaft? Es ist doch wieder die Wissenschaft, die abhängig ist von Pharmakonzernen, Interessensgruppen, Regierungen.

Welche Studien werden veröffentlicht und welche verschwiegen? Ich frage mich auch, wie schädlich diese angeblich wissenschaftlich fundierten Therapien sind und wie viele Todesopfer sie zu verantworten haben. Doch die Krebsforschung geht weiter. Aber nicht in Richtung Mensch, sondern um noch aggressivere Mittel herzustellen, um Tumore zu bekämpfen. Es ist ein gigantischer Industriezweig, der dahintersteht. Doch auch diejenigen, die sich nur mit dem wirtschaftlichen Erfolg und aus Eigennützigkeit hinter diese Machenschaften stellen, könnten einmal Betroffene sein.

Die Veränderung, die ich mir so sehr wünsche, kann nur durch eine aufgewachte Menschheit geschehen, wenn der Einzelne versucht, den Grund für seine Erkrankung in sich selbst zu suchen. Wenn uns das gelingt, werden wir den für uns richtigen Weg finden, wieder gesund zu werden. Krebs ist keine Viruserkrankung, kein Schicksalsschlag, keine direkte Vererbung. Wenn man von Vererbung spricht, dann sind es bis auf wenige Ausnahmen übernommene Verhaltensmuster. Doch sobald man erkannt hat, dass es Verhaltensmuster sind, kann man sie ändern.

Wie groß die Rolle unseres Immunsystems für unsere Gesundheit ist, steht außer Zweifel. Es scheint auch logisch, dass man bei jeder Erkrankung das Immunsystem stärken sollte. So entbehrt es meiner Meinung nach jeder Logik, dass man das Immunsystem durch krankmachende Therapien bewusst zerstört. Eine Forschung, die wirklich das Wohl der Menschheit und das Wohl jedes Einzelnen zum Ziel hat, verlässt die alten Pfade. Sie ist nicht mehr auf Zerstörung ausgerichtet, um eine Krankheit zu besiegen, sondern auf Gleichgewicht und Harmonie. Gleichgewicht ist der Schlüssel zu Gesundheit, Frieden und Freiheit.

Jede Verantwortung, die du abgibst, hindert dich daran, dass du selbst aktiv deine Gesundheit in die Hand nimmst. Krebs kann nur auf einem Boden gedeihen, in dem die Abwehrkräfte und die Regulationskräfte geschwächt sind.

Der Einzelne ist ein Teil des Ganzen. Jede Veränderung des Einzelnen bewirkt eine Veränderung der Systeme. Da die Systeme auf den Einzelnen angewiesen sind, werden sich auch die Systeme verändern, verändern müssen. Sie bröckeln ja schon.

Im Einklang mit unserer Natur

Welche Möglichkeiten gibt es, im Einklang mit unserer Natur zu sein?

Alles Neue, alle Erkenntnisse, die auf der Welt gemacht werden, haben ihren Ursprung in Visionen, Wünschen, Träumen. Das unerschütterliche Vertrauen in die Gegenwart und der Gedanke, dass hier und jetzt die Zukunft gestaltet wird, lässt mich Vertrauen fassen in die Zukunft. Wenn es nicht Menschen gäbe, die unerschütterlich an eine heile Welt glauben, an Gesundheit, Frieden, Freiheit, und die auch entschlossen sind, dies zu erreichen, wäre die Welt um vieles ärmer.

So ist es auch meine Vision, die mich vorwärts treibt, das, was ich durch eigene Erkenntnisse erlebt und nun seit Jahren mit großem Einsatz betreibe, weiter zu verfolgen. Es gehört Mut dazu, nicht immer die gleiche Meinung, sondern andere Gedanken zu haben als der Großteil der Menschen. Aber es lohnt sich.

All diese unterschiedlichen Ansichten über Gesundheit, wie man sie bewahren oder erhalten kann, bestärken mich, weiterhin meinem Gefühl und meinem Herzen zu folgen, doch immer mit dem Gedanken, dass jeder seinen Weg selbst finden muss. Das Vertrauen in mich selbst und das Vertrauen in eine Menschheit, mit der ich verbunden bin, hilft mir, an eine Zukunft zu glauben, in der es keine Leidenden, Ängstlichen und Gebrechlichen mehr gibt, sondern eine Menschheit, die durch ihre eigene in ihr wohnende

Kraft über Krankheiten triumphieren wird. In unserer Geschichte hat es Kulturen gegeben, die versanken, und mit ihnen ging auch ihr Wissen verloren. Jetzt sind wir dabei, altes Wissen wieder neu zu entdecken und mit den Erkenntnissen und dem Wissen von heute zu vereinen. Alles im Bestreben, uns selbst und unsere Herkunft zu ergründen.

Es wird vielen von uns immer mehr bewusst, dass wir nur durch die Vergeistigung unseres materiell denkenden Verstandes höheres Wissen erkennen und aufnehmen können. Kräfte, die außerhalb unserer an die Materie gebundenen Realität sind, beflügeln unser Streben nach mehr Erkenntnis, mehr Licht und Wahrheit.

Zwischenmenschliche Beziehungen und Therapie-Erfolge

Ich bin der festen Überzeugung, dass die Beziehung zwischen Patienten und den Menschen, die sich mit Pflege und Behandlung beschäftigen, eine sehr große Auswirkung auf die Genesung der Patienten hat.

Ich konnte immer wieder in Krankenhäusern und Pflegeheimen beobachten, wie aufopfernd und fürsorglich das Pflegepersonal mit kranken Menschen umgeht. Dabei geht es nicht um medizinisch-therapeutische Handlungen, sondern um rein menschliche Zuwendung. Oft ist es nur das Zuhören oder ein aufmunterndes Wort, die den Heilungsprozess unterstützen und beschleunigen können. Gerade die Arbeit der Menschen in Pflegeberufen wird meiner Meinung nach viel zu wenig geschätzt und ist vor allem auch eindeutig unterbezahlt. Diese Menschen haben mehr Bezug zu den Kranken als ein Arzt, der kurz vorbeigeht und fragt: »Wie geht es uns?« und dann seine Anweisungen für Medikamente, Therapien oder Untersuchungen gibt. Vielleicht wäre es gut, wenn jeder Medizinstudent eine gewisse Zeit im Pflegeberuf arbeiten würde, um die Sorgen und Nöte durch direkte Gespräche mit den Kranken kennenzulernen und dadurch zu einer erweiterten Sichtweise zu gelangen. Denn Patienten brauchen mehr als ein Rezept.

Wenn der Technik und den Medikamenten zu viel Bedeutung beigemessen wird, bleibt der Patient als Mensch auf der Strecke. Die Technik kann noch so perfekt sein, das Medikament noch so wirkungsvoll, aber eines kann die Technik und auch das Medikament nicht: Mitgefühl, Liebe, Zuneigung, Aufmerksamkeit geben. Um Menschen mit ihren Sorgen, ihrem Schicksal, ihren Sichtweisen zu verstehen, muss man mit dem Herzen des Kranken fühlen und das kann man nur durch eine liebevolle Verbindung und Zuwendung.

Ich weiß, dass man nur das geben kann, was man selbst hat. Jemand, der selbst massiv mit Ängsten, Zwängen, Frust, Stress, Schuldgefühlen, Neid, Eifersucht in seinem Leben zu tun hat, darf sich nicht wundern, wenn der therapeutische Effekt ausbleibt. Menschen, die in sich selbst ruhen, die Hoffnung, Liebe, Freiheit, Vertrauen ausstrahlen, werden sicher ein besseres therapeutisches Resultat erzielen als jene, die selbst noch mit Zweifeln und Unausgeglichenheit zu kämpfen haben.

Wenn ich selbst im Fluss bin und der Zufluss kosmischer Energie ungehindert stattfinden kann, wird mein Energiepotenzial wie eine Quelle sein, die immer wieder Wasser spendet.

Impfen

Die »Masernausbrüche« im Jahr 2008 in Salzburg haben uns gezeigt, wie man gezielt eine Masernhysterie erzeugen kann. Masern sind eine Kinderkrankheit, deren Durchmachung nicht nur von den Eltern, sondern auch von Seiten vieler Ärzte als notwendig für die Entwicklung eines Kindes angesehen wurde. Das Durchmachen der Masernerkrankung führt zu einer lebenslangen Immunität gegen Masern und vor allem: Es stärkt das Immunsystem unserer Kinder. Das alles war gültig bis zu dem Zeitpunkt, als die Pharmaindustrie einen Impfstoff gegen Masern herstellte. Aus dem bis dahin harmlosen Ereignis wurde eine schreckliche Kinderkrankheit mit schlimmen Nebenwirkungen. Weltweit wird nun die Angst geschürt – mit überwältigendem Erfolg für die Pharmaindustrie.

Wenn man sich mit dem Thema Impfen intensiver beschäftigt, sieht man, dass der Nährboden für Infektionskrankheiten immer Not, Hunger und Elendsjahre sind und ein Anstieg an Infektionskrankheiten immer in Kriegszeiten zu verzeichnen war. Eine weitere Tatsache ist, dass ein Rückgang vieler Infektionskrankheiten bereits vor groß angelegten Massenimpfungen stattfand!

Welchen Sinn haben Schutzimpfungen?

Diese Art von Impfung soll uns vor einem möglichen Angreifer schützen. Wie dieser potenzielle Angreifer beschaffen ist und wo er angreift, wissen wir zu diesem Zeitpunkt noch nicht. Aber wir wollen gewappnet sein – so wird es uns von Experten und von der Pharmaindustrie eingeredet, die sich für unser körperliches Wohlergehen zuständig fühlen. Als verantwortungsvoller Bürger möchte ich natürlich geschützt sein. Auch um dem Gesundheitssystem vorbeugend Kosten zu ersparen. Aber trotzdem frage ich mich, welche Art von Schutz gibt mir eine Impfung? Bin ich unangreifbar, wenn ich mich impfen lasse? Jede Krankheit braucht einen fruchtbaren Boden. Ein besonders fruchtbarer Boden ist die Angst. Dieser Bazillus greift ganz schnell um sich, man muss ihn nur gezielt einsetzen. Sobald der unmündige Bürger infiziert ist, ist er bereit, alles für seine Gesundheit und die Gesundheit seiner Lieben zu tun. Ohne zu hinterfragen, gegen welche Art von Angreifer er eigentlich geschützt werden soll und welche Nebenwirkungen zu erwarten sind.

Durch ständige, rasante Veränderungen und der damit verbundenen Informationsflut ist der Mensch immer wieder neuen Beeinträchtigungen ausgesetzt. Oft können die Abwehrkräfte nicht in diesem Tempo an die neuen Verhältnisse angepasst werden. Jede Veränderung, die sich einseitig bewegt und nicht die Auswirkungen in anderen Bereichen berücksichtigt, ist daher für das System

Mensch und Natur destruktiv. Weil der Mensch in seiner Art zu denken sich nur langsam aus der Umklammerung des Gewohnten lösen kann, ist er bestrebt, Probleme nach seinen ihm bekannten Mustern zu lösen. Ein Muster ist, mich gegen mögliche Angreifer zur Wehr zu setzen. Das klingt sehr logisch, doch der Angreifer denkt genauso. Was entsteht nun durch dieses Denken? Ein ewiges Wettrüsten. Der Gedanke, ein besiegter Gegner wäre ungefährlich, hat fatale Folgen. Denn der Gegner erkennt nicht nur meine Stärken, sondern auch meine Schwächen. Und diese Schwächen merkt er sich und wird sie zum richtigen Zeitpunkt ausnützen. Aus dieser Sicht können wir auch das Impfen als sinnloses Unterfangen betrachten. Wir wollen uns durch Impfen vor Krankheiten schützen, unser Immunsystem stärken, gegen mögliche Angreifer gewappnet sein. Und vergessen dabei, dass unser Körpersystem so genial ist, dass es sich in Millionen von Jahren immer wieder dem jeweiligen Entwicklungsstand anpassen konnte.

Impfen geht von einem einheitlichen System Mensch aus. Das hat aber nur bedingt seine Berechtigung. Es stimmt, wir haben alle die gleichen Organe, unser Körper erhält die Stabilität und Beweglichkeit durch Skelett, Muskeln, Sehnen, wir alle haben Blutgefäße, Nerven und so weiter. Alles scheint gleich zu sein. Und doch gibt es gravierende Merkmale, die uns voneinander unterscheiden. Wir haben ganz unterschiedliche Eigenschaften und Gefühle und all diese Eigenschaften und Gefühle haben Auswirkungen auf unseren Körper. Ein System zu verstehen heißt, sich nicht nur damit zu beschäftigen, »wie« es funktioniert, sondern auch »warum« es funktioniert, warum ein System anfälliger ist als das andere. Es gibt kein »Einheitsmodell Mensch«. Aus dieser Tatsache heraus kann das viel propagierte Impfen niemals für alle den gleichen gewünschten Erfolg haben, sondern auch irreparable Schäden verursachen. Um kein Missverständnis aufkommen zu lassen: Ich will nicht gegen etwas sein, sondern aufzeigen, dass der Mensch ein geniales Meisterwerk ist, das die Möglichkeit hat, die eigenen Kräfte zu mobilisieren.

Der größte Feind des Menschen kommt nicht von außen durch Viren, sondern der Mensch erschafft sich den Boden selbst, auf dem Viren entstehen und sich vermehren können.

Wie schon erwähnt, treten die unterschiedlichen Infektionskrankheiten und Epidemien sehr oft in Notzeiten, Kriegs- und Nachkriegszeiten auf, aber auch in Gebieten oder Ländern, in denen Krieg, Ausbeutung, Hungersnöte und Hygienemangel herrschen, eben dort, wo Menschen auf Grund ihrer Lebenssituation ein geschwächtes Immunsystem haben. Wenn dann ausgehend von diesen Ländern eine Pandemie vorausgesagt wird, dient dieses Szenario nur dazu, dass der Virus Angst weltweit verbreitet und hauptsächlich dadurch unser Immunsystem geschwächt wird. Bei ängstlichen, gestressten und bereits kranken Menschen fällt das auf besonders fruchtbaren Boden.

Unser Immunsystem ist vielfältig und zum größten Teil noch unerforscht. Wenn man in dieses noch viel zu wenig erforschte Immunsystem eingreift, ist jede einzelne Impfung ein Experiment mit unbekanntem Ausgang!

Bewegung und Entspannung

Wenn wir heute das Wort Bewegung hören, denken wir meistens an Sport oder sogar an Leistungssport. Wir gehen joggen, nordicwalken, schwimmen, mountainbiken, Rad fahren, Tennis spielen, golfen, um nur einige Sportarten aufzuzählen. Mit körperlicher Bewegung wollen wir unseren Körper fit halten, in Form halten, wir wollen gelenkig und leistungsfähig bleiben, was ja auch sinnvoll ist. Sind wir jedoch nur auf unseren Körper fixiert, kann es sein, dass wir die geistige Bewegung vernachlässigen. Sie gehört aber genauso zu unserem Fitnessprogramm. Geistige Bewegung heißt, sich mit dem Leben an sich zu beschäftigen, mit dem Sinn unseres Daseins, mit unserer Lebensaufgabe. Viele Menschen beschäftigen sich nur mit dem Körper und vernachlässigen die geistig-spirituelle Bewegung. Es gibt natürlich auch den umgekehrten Fall. Wichtig ist die Ausgeglichenheit von körperlicher und geistig-spiritueller Bewegung.

Die Methaper »Der entspannte Bogen«

Es heißt, dass der alte Apostel Johannes gern mit seinem zahmen Rebhuhn spielte. Nun kam eines Tages ein Jäger zu ihm. Verwundert sah er, dass ein so angesehener Mann wie Johannes einfach spielte. Konnte der Apostel seine Zeit nicht mit viel Wichtigerem als mit einem Rebhuhn verbringen? So fragte er Johannes: »Warum vertust du deine Zeit mit Spielen? Warum wendest du deine Aufmerksamkeit einem nutzlosen Tier zu?« Verwundert blickte Johannes auf. Er konnte gar nicht verstehen, warum er nicht mit dem Rebhuhn spielen sollte. Und so sprach er: »Weshalb ist der Bogen in deiner Hand nicht gespannt?« Der Jäger antwortete: »Das darf nicht sein. Ein Bogen verliert seine Spannkraft, wenn er immer gespannt wäre. Er hätte dann, wenn ich einen Pfeil abschießen wollte, keine Kraft mehr. Und so würde ich natürlich das anvisierte Ziel nicht treffen können.« Johannes sagte daraufhin: »Siehst du, so wie du deinen Bogen immer wieder entspannst, so müssen wir alle uns immer wieder entspannen und erholen. Wenn ich mich nicht entspannen würde, indem ich z. B. einfach ein wenig mit diesem – scheinbar so nutzlosen – Tier spiele, dann hätte ich bald keine Kraft mehr, all das zu tun, was notwendig ist. Nur so kann ich meine Ziele erreichen und das tun, was wirklich wichtig ist.«

Zur Entspannung gehört auch das Genießen eines wundervollen Augenblicks, das Glücksgefühl, einen Gipfel erklommen zu haben, die Freude über eine unerwartete Begegnung, das Diskutieren im Kreis von Freunden und und und … sogar eine genussvoll und bewusst gerauchte Zigarette kann unter Umständen dazu gehören. Obwohl ich absolut kein Freund des Rauchens bin, denn es entzieht dem Körper den lebenswichtigen Sauerstoff.

Rauchen war für mich immer ein besonderes Thema: Ich war vor vielen Jahren ein fast militanter Nichtraucher. Am meisten störte mich damals das Rauchen am Arbeitsplatz, besonders dann, wenn sich meine Kollegen provokant vor meinen Augen eine Zigarette anzündeten, obwohl oder weil sie wussten, dass es mich maßlos störte. Ich weiß heute, dass ich genau diese Provokation durch meine zum Teil aggressive Haltung, die ich an den Tag legte, auslöste.

In Systemen, die immer wieder Verbote – wie das Rauchverbot – und Gebote brauchen, damit die Menschen erinnert werden, was für sie richtig ist, kann der Einzelne nie zu Selbstverantwortung oder Selbstbewusstsein gelangen. Gesund zu leben, bewusst zu leben, kann nie durch Zwang erreicht werden. Schon die Aufschrift auf den Zigarettenpäckchen »Rauchen kann tödlich sein« provoziert genau jene jungen Leute, die die vorherrschenden Systeme für langweilig und »uncool« halten. Solange sie sich aber selbst für »cool« halten, wenn sie eine Zigarette zwischen den Fingern haben, wird sich daran nichts ändern. Viel wichtiger als die ganze Nichtraucherkampagne wäre, dass die Eltern oder generell die Erwachsenen den Kindern ein gesundheitsbewusstes Leben vorleben. Dann würde sich die Debatte Rauchen oder Nichtrauchen in Rauch auflösen.

Sport – ein wichtiger Teil unserer Gesellschaft und unseres Lebens

Ich sehe den Sport als einen sehr wichtigen Teil unserer Gesellschaft. Nirgendwo sonst spüre ich so viel Begeisterung, so viel Freude, solche Emotionen. Nirgendwo sonst werden Gefühle so offen zur Schau gestellt – wo doch die meisten Menschen normalerweise Angst haben, ihre Gefühle zu zeigen und sie lieber unterdrücken. Im Sport sehen wir auch, zu welchen Höchstleistungen Menschen fähig sind. Der Sport kann auch Vorbild sein, wenn alle Mitbewerber geachtet werden und ihre Leistungen Anerkennung finden. Eine Gesellschaft, die so ausgerichtet ist, dass nur jener Sportler zählt, der den ersten Platz erreicht hat, und die nur mehr mit ersten

Plätzen zufrieden ist, macht alle anderen zu Versagern. Das kann nicht Ziel des Sports sein.

Um große, sportliche Leistungen erringen zu können, wird immer wieder zu leistungssteigernden Mitteln (Doping) gegriffen, die dem Athleten möglicherweise kurzfristig Erfolge bringen, aber langfristig der Gesundheit schaden. Dafür ist allerdings nicht nur der Sportler verantwortlich, sondern es sind Wissenschaftler, die Doping ermöglichen, die nach immer neuen Dopingmitteln forschen – ohne Rücksicht auf die Gesundheit des Sportlers. Da steckt ein ganzes System dahinter – es geht um ein Riesengeschäft!

Was zeichnet nun Sportler aus, die ohne Doping zu so großen Leistungen fähig sind? Alle haben eine besondere Begabung, eine besondere Liebe zu der Sportart, die sie ausüben. Sie haben aber auch einen starken Willen, ein angestrebtes Ziel zu erreichen, und sind bereit, an ihre körperlichen Grenzen zu gehen. Doch nicht jeder dieser Athleten erreicht sein angestrebtes Ziel. Es gilt, besser, schneller, ausdauernder, einfach erfolgreicher zu sein als der Mitbewerber. Dieses ständige Sich-beweisen-Müssen oder Sich-beweisen-Wollen kostet sehr viel Energie. Wenn dann der Erfolg nicht da ist, wird oft im Außen ein Grund gesucht, warum es nicht klappt. Es ist der Wind, der Schnee, die allgemeine Wetterlage, das Material, der Schischuh, der Trainer, eine Verletzung, die schmerzt, eine Verkühlung, die nicht ausheilen will. Überall findet man Gründe, aber nur wenige fragen sich, ob der Grund nicht bei ihnen selbst, in ihren eigenen Energieblockaden liegt. Stell dir doch einmal die Frage, womit habe ich derzeit oder auch schon längere Zeit Probleme? Was nervt mich? Oft genügt ein Wort, die Geste eines anderen Menschen, ein Gedanke, ein kleiner Ärger und schon ist der Energiefluss unterbrochen. Um mit solchen Situationen besser umgehen zu können, wäre es gerade für Sportler besonders wichtig, sich mit dem Thema Lebensenergie, Bewusstsein und Information zu beschäftigen, sich nicht nur mit dem Körper und eventuell mit Mentaltraining zu befassen, sondern auch geistig-seelische Zusammenhänge mit einzubeziehen und zu erkennen.

Verletzungen werden immer bestimmten Ereignissen zugeordnet: Man hatte vielleicht einen schweren Sturz auf Grund von nicht vorhersehbaren Ereignissen oder durch Fremdeinwirkung einer zweiten Person. Das sind scheinbar logische Erklärungen. Für mich sind diese Erklärungen nicht mehr akzeptabel. Warum kommt es bei wirklich schweren Stürzen manchmal zu keiner Verletzung, hingegen bei kleinen Ausrutschern oder Stößen zu Knochenbrüchen, Bänder- und Sehnenrissen? Meine Erklärung dafür ist, dass das Energiesystem jedes Einzelnen unterschiedlich aktiviert ist und dass das Energiefeld, das jeden Menschen umgibt, manchmal schwach und daher offen für Verletzungen ist. Es kann aber auch so stark und schützend sein, dass nichts passiert. Dann ist der Mensch im Gleichgewicht.

Alle sportwissenschaftlichen Untersuchungen beziehen sich auf Messungen bestimmter Werte, ohne den energetischen Zustand des Sportlers einzubeziehen. Das ist eine einseitige Betrachtungsweise. Auch die »Trainingspläne« sollte man überdenken: Der Sportler verliert das Gefühl für seinen Körper, wenn ihm immer wieder gesagt wird, wann, was und wie viel er trainieren soll. Die eigene Wahrnehmung, die Sensibilität geht verloren.

Was kann nun ein »bewusster« Sportler selbst tun, damit er einen stabilen Gesundheitszustand erhalten und seine körperlichen Leistungen verbessern kann? Das Wichtigste ist, dass er jedes Ungleichgewicht, das sein Körper durch Spannungen oder Schmerzsignale anzeigt, beachtet. Diese Signale zu betäuben ist der größte Unsinn, den ich kenne. Das hat auch nichts mit Sportmedizin zu tun. Ein Signal ist ein Zeichen, dass etwas nicht stimmt. Wird ein Signal betäubt, kommt es oft zu schweren Verletzungen. Diese »Betäubungsstrategie« sollte endlich beendet werden – ein abgestumpfter, betäubter Körper gibt keine Signale mehr, zeigt aber bei extremer Belastung Schwächen, die dann zu Verletzungen führen.

Da ich sehr viel mit Spitzensportlern der unterschiedlichsten Disziplinen und auch Hobbysportlern arbeite, sehe ich immer wieder, dass es neben den derzeit angewendeten Methoden noch viel mehr Möglichkeiten gibt, Sportler zu Höchstleistungen und zu stabiler Gesundheit zu führen. Bisher wurde großes Augenmerk hauptsächlich auf Krafttraining, Ausdauertraining, Techniktraining und Mentaltraining, um nur einige zu nennen, gelegt. Es gibt auch schon gute Ansätze, durch Yoga, Qi Gong oder Tai Chi das Thema »Energie« einzubeziehen.

Mein Zugang ist das »**Energetische Bewegungstraining**« (EBT), von den Nordischen Kombinierern auch »**Evolutionsübungen**« genannt. Das ist eine Trainingsform, bei der die Sensibilität und das Gefühl für den eigenen Körper verstärkt werden. Es geht um das bewusste Wahrnehmen von Energie. Im Energetischen Bewegungstraining werden Sehnen, Muskeln, Bänder durch gewisse Bewegungen aufeinander abgestimmt – es entsteht Gleichgewicht, das führt zu einer totalen Entspannung des gesamten Energiesystems, zu einer Stärkung der Beweglichkeit des Körpers und gleichzeitig werden auch die Körperorgane aktiviert. Dieses Training wirkt nicht nur im physischen Körper, sondern auch im mentalen, emotionalen Bereich. Es ruft ein kraftvolles Gefühl der Stärke hervor und steigert Selbstbewusstsein und Motivation.

Ich habe die erstaunliche Wirkung immer wieder bei Spitzensportlern beobachten können: Es waren manchmal nur zwei bis drei gezielte Übungen erforderlich. Aber auch bei Nichtsportlern ist das Energetische Bewegungstraining oft sinnvoller als wochenlange Therapien. Es ist eine hilfreiche Trainingsmethode, um die eigene Gesundheit selbst in die Hand zu nehmen und die eigene Kraft zu aktivieren.

Die Zukunft hat schon begonnen

Wir sind dabei, ein neues Weltbild zu schaffen. Alte Strukturen, Gesellschaftsformen, Soziales und Kulturelles verändern sich. Ökologisch werden wir immer öfter mit neuen Situationen konfrontiert, Extremsituationen scheinen an der Tagesordnung zu sein:

Hitze, Kälte, Wirbelstürme, Waldbrände, Überschwemmungen, Dürre – wir alle kennen diese Meldungen. Das Ökosystem Erde ist im Ungleichgewicht, so wie auch wir in vielen Bereichen im Ungleichgewicht sind. Eine Neuorientierung unserer Gesellschaft ist notwendig – im wahrsten Sinn des Wortes – um nicht mit den immer schneller werdenden Veränderungen überfordert zu werden. Das alte Wertesystem hat uns bis hierher gebracht und nur ein offenes, nach allen Seiten ausgerichtetes neues Wertesystem wird uns helfen, die Veränderungen anzunehmen, mit neuen Situationen besser umzugehen und neue Lösungen zu finden.

Unser Denken ist sehr oft vergangenheitsbezogen. Dabei vergessen wir, dass alles, was passiert, immer jetzt, in diesem Augenblick, passiert. Auch Zukunftsszenarien – wie sie immer wieder vorhergesagt werden – sind für mich nicht relevant. Denn sie basieren immer nur auf dem derzeitigen Bewusstseinsstand. Es ist ähnlich wie bei dem in manchen Kreisen so beliebten »Wahrsagen«. Wenn es heißt, in zwanzig Jahren wird sich etwas so oder so entwickeln, so basiert diese Aussage immer hochgerechnet von unserem jetzigen Wissensstand bzw. Bewusstseinszustand. Das würde heißen, wir verharren auf diesem Wissensstand und verschließen uns jeder Weiterentwicklung.

Nehmen wir ein sehr aktuelles Beispiel, die sogenannte »Pflegedebatte«. Wenn in den Medien über den »Pflegenotstand« diskutiert wird, so wird immer wieder behauptet, dass eine Verdoppelung der Pflegefälle bis 2020 zu erwarten ist und eine Verdreifachung bis 2050 – mit den zu erwartenden hohen Kosten. Diese Aussage stellt keiner der Systemverantwortlichen in Frage. Es geht ihnen immer nur darum, wie das alles zu finanzieren sein wird. Abgesehen davon, dass das Wort »Prävention« selten erwähnt wird, basiert diese Hochrechnung der Pflegefälle auf unserem jetzigen Wissensstand und unserem jetzigen Bewusstseinsstand und der Annahme, dass sich weder der Mensch als Individuum noch die Medizin weiterentwickelt. Und was ist mit unserem vorzüglichen Gesundheitssystem, das immer wieder so gelobt wird? Mit diesem vorzüglichen Gesundheitssystem sollte es doch möglich sein, die Pflegefälle auf ein

Minimum zu reduzieren. So viel zum Thema »Zukunftsszenarien«. Es wird offensichtlich nicht daran geglaubt, dass es Möglichkeiten gibt, gesund und vital alt zu werden. Aber genau das ist der springende Punkt, wenn immer gleich gedacht und gehandelt wird, gibt es keinen Fortschritt. Menschen mit Medikamenten vollzustopfen ist nichts Neues. Dass sie sehr oft durch Übermedikation zu Pflegefällen werden, ist auch nichts Neues.

Menschen suchen oft Lösungen in alten Gewohnheiten und Halt in sozialen, religiösen oder kulturellen Gegebenheiten. Aber im Wissen der Vergangenheit werden wir keine Lösungen finden. Die Vergangenheit hat uns in diese Situation gebracht, in der wir sind, also ist es notwendig, uns von der Vergangenheit loszulösen. Wir haben uns in vielen Bereichen der Materie weiterentwickelt, die Wissenschaft hat große Fortschritte gemacht. Aber wir sind zu sehr in der Materie verhaftet geblieben. Wir haben uns vom Geistigen entfernt und nur versucht, in der Materie Lösungen zu finden. Die Materie ist das Erkennbare, das Nachvollziehbare, das Beweisbare. Sie ist aber nur ein Teil eines Ganzen. Dieses Universum ist ungleich gewaltiger, als wir es uns mit unserem dreidimensionalen Denken vorstellen können. Es eröffnet uns Zugänge zu einem Wissen, das außerhalb unserer Vorstellungskraft liegt. »Schöne Worte« könnte man sagen und doch liegt in dieser Vorstellung die Hoffnung auf eine neue Zeit.

Will ich nicht doch missionieren?

Es ist halb vier Uhr morgens. Ich wälze mich schlaflos im Bett herum und frage mich, ist es nicht so, dass auch ich missionieren will? Bringe ich genug Verständnis auf für jene, die nicht so denken wie ich? Werde ich vom Gedanken der Liebe getragen oder ist es mein Ego, das zeigen will, das anklagen will? Ihr Wissenschaftler, ihr Ärzte, ihr Politiker, ihr Priester, die ihr euch auf die Wissenschaft und auf Gott beruft, was richtet ihr täglich an, wie viele Kranke,

Hungernde, Verletzte, Tote, Vertriebene produziert ihr? Wie kann ich euch verstehen, wie kann ich euch bedingungslos annehmen?

Nach meinem Denken sind wir alle eins. Wir haben alle den göttlichen Kern in uns und doch fällt es mir manchmal schwer, meine Meinung zu äußern, ohne anklagend zu wirken. Ich verstehe euch oft nicht, ihr »Gläubigen«, die ihr euch auf einen Gott beruft, der euch sagt, das Böse müsse bekämpft, getötet werden. Ich verstehe euch nicht, ihr »Gläubigen«, dass ihr noch immer Waffen produziert und den Armen in den Entwicklungsländern liefert, um sie auf der anderen Seite schamlos auszubeuten und ihnen ihre Ressourcen zu einem Spottpreis abzukaufen. Sagt mir, wie kann ich an euch glauben, wie kann ich euch vertrauen?

Ich will in allem, was ich sehe und höre, das Gute erkennen. Es kann nicht Gottes Wille sein, Menschen zu töten, auszubeuten, ihnen ihre Existenzgrundlage zu zerstören. Wenn es also nicht Gottes Wille ist, wessen Wille ist es? Ich überlasse die Beantwortung dieser Frage euch selbst.

Ich versuche mit allen Fasern meines Herzens die Gesundheit zu verstehen, die Menschen zu begreifen, wie sie denken, warum sie so denken. Aber ich komme auf keinen grünen Zweig, wenn ich mein Denken auf das Denken anderer projiziere.

Ich versuche, in allem einen Sinn zu sehen. Doch welchen Sinn kann es haben, immer neue, unbekannte Krankheiten mit neuen Symptomen zu erschaffen? Wie entstehen diese Krankheiten? Für mich gibt es dazu eine ganz einfache Erklärung: Wenn wir gegen die Natur sind und gegen die Natur arbeiten, wenn wir versuchen, unseren Körper auszuschalten, zu betäuben, zu vergiften, seine eigene Kraft ignorieren, wenn wir glauben, wir müssten ihn immunisieren mit irgendwelchen Viren, damit er Antikörper entwickelt. Wir brauchen der Natur nichts hinzuzufügen, wir müssen ihr nur das geben, was ihr selbst entspricht. Die Natur ist genügsam, sie will nur etwas Natürliches.

Nun bin ich wieder bei der Frage, ob ich nicht doch missioniert habe. Ich komme mit mir überein, dass ich nur meine Sicht der Dinge darlege – und jetzt will ich weiterschlafen.

Schlussgedanke oder Warum bin ich so optimistisch?

Meine Tätigkeit, die ich nun seit über zwölf Jahren ausübe, die mich in viele Länder der Welt und zu den unterschiedlichsten Menschen geführt hat, hat mir gezeigt, dass es in allen Bevölkerungsschichten Menschen gibt, die ihr Denken verändern, die offen sind für ein liebevolles Miteinander. Durch meine Arbeit habe ich immer wieder berührende Situationen erleben dürfen: Wildfremde Personen haben mich auf der Straße umarmt, sie wussten oft nicht, warum sie so emotional reagierten, sie hatten einfach das Gefühl, es tun zu müssen. Diese kleinen Begebenheiten zeigen mir, dass wir Lichter sein können. Wir leuchten und Menschen spüren unsere Ausstrahlung. Die Dunkelheit kann das Licht nicht verdrängen. Das Licht wird immer gegenwärtig sein.

Ich versuche immer, alles aus verschiedenen Blickwinkeln zu betrachten. Durch die Erkenntnis, dass alles mit allem verwoben ist, möchte ich nichts ausschließen oder als schlecht bezeichnen. Jede Wissenschaft, jede Religion, jede Art von Medizin, jede Gesellschaftsform ist ein Teil einer Entwicklung, die nie aufhört – ist Evolution.

Ich weiß, dass Erkenntnisse, die wir heute haben, morgen schon überholt sein können, und doch glaube ich, dass uns jede kleine Erkenntnis einen Schritt weiterbringt in unserem Streben, eine glückliche Welt zu erschaffen. Wir sind alle aufgerufen, daran mitzuwirken!

Wir brauchen Menschen, die in der Lage sind, selbstständig und frei von irgendwelchen Dogmen zu denken. Menschen, die nicht einfach bestehende Gedankenmuster übernehmen und gedankenlos weiterführen, sondern Menschen, die herkömmliche Ideen und Erfahrungen in Frage stellen.

»Ich verstehe nicht, warum Leute Angst vor neuen Ideen haben. Ich habe Angst vor den alten.«

Zitat von John Cage, amerikanischer Komponist und Künstler (1912–1992)

Anhang

Viele Menschen, die dieses Buch gelesen haben, bestärkten mich in dem, wie ich denke und was ich denke. Dafür danke ich euch allen von ganzem Herzen.

Viele Leser haben sich aber auch in ihrem eigenen Denken bestärkt gefühlt. Und doch taucht immer wieder die gleiche Frage auf: »An wen wende ich mich, wenn ich mir selbst nicht helfen kann?« Mir geht es nicht darum, euch eine Gebrauchsanleitung zu geben, was ihr tun sollt, wohin ihr gehen sollt, sondern es geht mir hauptsächlich darum, dass ihr euch selbst kennenlernt, dass ihr euren Körper und eure Gefühle kennenlernt. Gerade eure Gefühle sagen euch, was für euch gut ist, hier können wir ansetzen. Ständig Gefühle zu unterdrücken heißt, sich selbst zu unterdrücken. Ein wichtiger Teil der Bewusstwerdung besteht darin, über seine Gefühle, seine Ängste und Zwänge zu sprechen. Gerade durch das Aussprechen geschieht oft Heilung. Es klingt so einfach, aber in dieser Einfachheit steckt so viel Wahrheit. Es muss kein »Experte« sein, es ist gleichgültig, wem ihr euer Herz ausschüttet, es kann ein Freund, ein Bekannter, ein Fremder, der Partner, der Arzt, der Frisör oder ein Therapeut sein – Hauptsache ihr tut es.

Bei dieser Gelegenheit möchte ich auch das Wort »Experte« genauer unter die Lupe nehmen. Es wird uns immer wieder gesagt, wir sollen Experten aufsuchen, denn nur ein Experte kann uns wirklich Hilfestellung geben. Ich würde vor allem denjenigen als Experten bezeichnen, der genügend Einfühlungsvermögen und Mitgefühl hat – denn genau das spüren die Hilfesuchenden.

Viele, die dieses Buch gelesen haben, sind zu der Erkenntnis gekommen, dass Heilung nicht von außen kommt, sondern dass Heilung ein innerer Prozess ist, der sich durch Auflösung bestimmter Gedankenmuster vollzieht.

Es werden in unserem Gesundheitssystem viele Möglichkeiten angeboten, um gesund zu bleiben oder zu werden. Aber all diese Möglichkeiten sind Krücken. Diese Krücken können sehr hilfreich sein, sie können uns Aufschub gewähren bis zu dem Punkt, wo wir aus uns selbst heraus erkennen, wo unser Problem liegt.

Die Beschwerden oder Krankheiten nur auf den Körper zu beziehen ist eine einseitige Betrachtung. Erst wenn wir erkennen, dass alles miteinander in Beziehung steht – ob es unsere Partner, Kinder, Eltern, Ahnen sind oder auch unser Arbeitsplatz – können wir auch erkennen, dass wir ein sehr großes Betätigungsfeld zur Selbsterkenntnis und Heilung haben.

Ein weiteres Thema, das ich noch zum Schluss ansprechen möchte, ist, dass man seinen Überzeugungen und Gefühlen vertrauen darf.

Wir alle sind auf einem Erkenntnisweg. Vieles, was ich vorher dachte und tat, hat seine Bedeutung verloren, eben weil ich mich verändert habe. Dadurch habe ich auch eigene Ansichten, die aus einem tiefen, inneren Gefühl entspringen. So empfinde ich besonders Vorschriften, die meinen Körper und meine Lebensweise betreffen, als einschränkend.

Jeder Einzelne darf über seinen Körper bestimmen, zum Beispiel welche Therapien er über sich ergehen lässt, aber auch Kinder dürfen sich auf das Gefühl ihrer Eltern verlassen, welche Maßnahmen sie für ihre Kinder als sinnvoll erachten. In anderen Belangen sind ja auch die Eltern für ihre Kinder verantwortlich – warum nicht bei der Gesundheit?

Es ist mir ein großes Anliegen, allen Menschen zu sagen: „Glaubt an euch und an eure Entscheidungen, denn jeder ist für sich ein Experte. Wenn ihr zweifelt, werden auch die anderen an euch zweifeln. Eine innere Freiheit zu leben heißt, sich selbst zu vertrauen."

Martin Weber
Oktober 2010

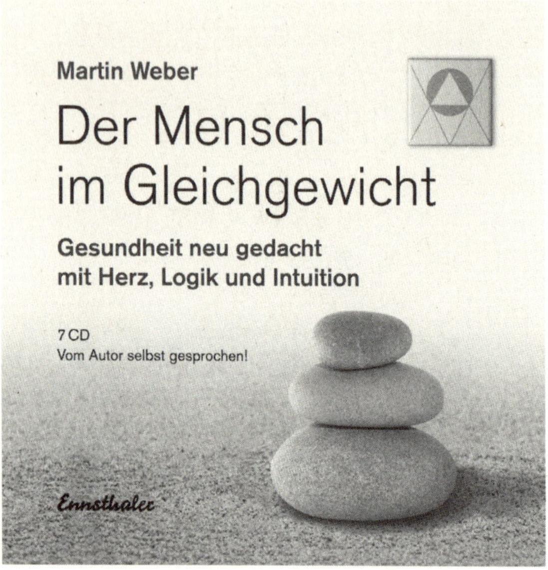

Martin Weber

Der Mensch im Gleichgewicht – HÖRBUCH

Gesundheit neu gedacht mit Herz, Logik und Intuition

- **Audio-CDs:** 5 CDs, Laufzeit ca. 400 Minuten

ISBN 978-3-85068-880-2

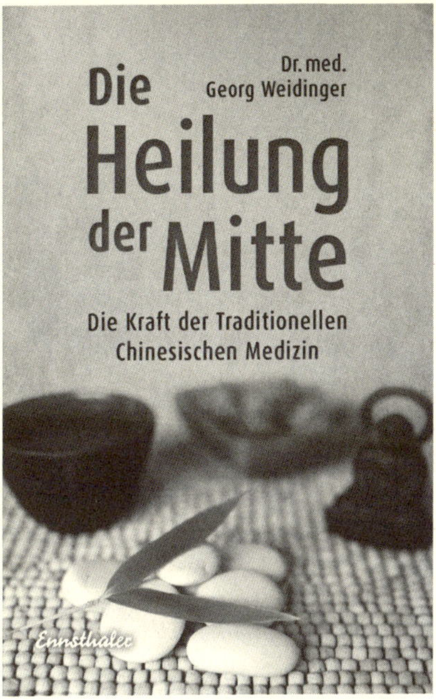

Dr. med. Georg Weidinger

Die Heilung der Mitte

Die Kraft der Traditionellen Chinesischen Medizin

ISBN 978-3-85068-864-2; Format: 13,5 x 21 cm, 432 Seiten, geb.

Georg Weidinger ist praktischer Arzt mit einer Allgemeinpraxis für Traditionelle Chinesische Medizin. In diesem Buch erzählt er von seinen Erfahrungen und Erkenntnissen und wie er als westlicher Schulmediziner den Weg zur Chinesischen Medizin gefunden hat. »Chinesische Medizin ist 80 Prozent Lebensführung, 10 Prozent Akupunktur und 10 Prozent Kräutermedizin. Und Lebensführung bedeutet die Art, wie wir täglich leben, wie wir in der Früh aufstehen, was wir essen, wie wir uns bewegen, woran wir glauben, wovor wir Angst haben und vieles mehr.« Ein Buch – spannend, informativ und gleichzeitig Anleitung, wie viel wir selber für unsere Gesundheit tun können.

Ennsthaler *Bücher für ein bewusstes Leben*

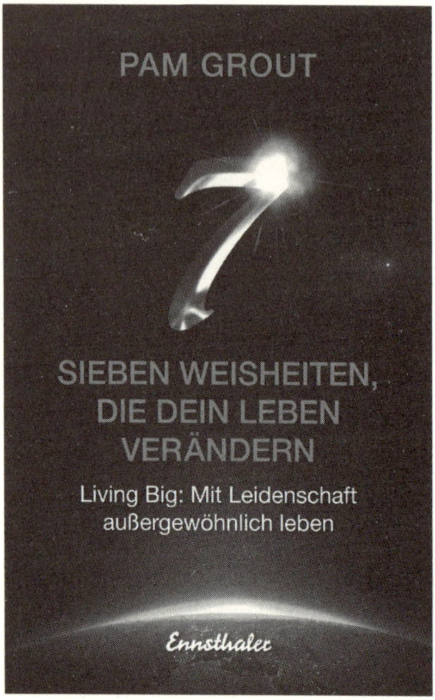
PAM GROUT
7
SIEBEN WEISHEITEN,
DIE DEIN LEBEN
VERÄNDERN
Living Big: Mit Leidenschaft
außergewöhnlich leben
Ennsthaler

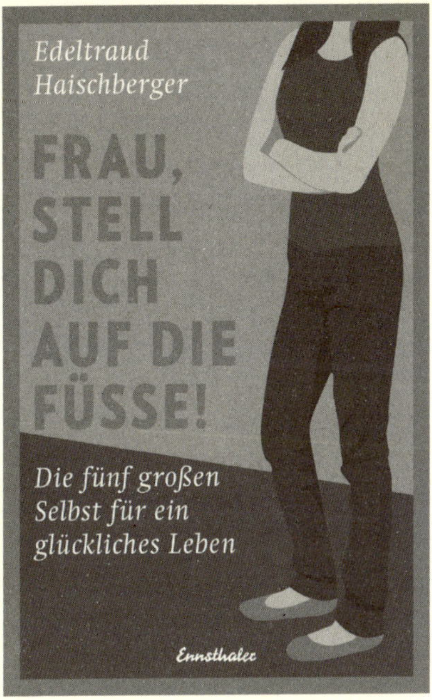

Edeltraud Haischberger

Frau, stell dich auf die Füße!

Die fünf großen Selbst für ein glückliches Leben

ISBN 978-3-85068-865-9; Format: 13,5 x 21 cm, 192 Seiten, br.

Viele Frauen haben ein großes Potenzial, das sie aber sehr gut verstecken, weil sie schlechte Erfahrungen gemacht haben oder nie richtig ermutigt wurden. Dabei gibt es ganz einfache und wirkungsvolle Möglichkeiten, das Selbstbewusstsein aufzubauen. Dazu braucht es keine große Theorie, sondern lediglich eine motivierende und rückenstärkende Anleitung.

Dieser lebensnahe Ratgeber hilft »Hascherln« mit leicht durchführbaren Übungen und konkreten praktischen Tipps, sich neu zu entdecken und ab sofort ihr Leben aktiv in die Hand zu nehmen.

Ennsthaler *Bücher für ein bewusstes Leben*

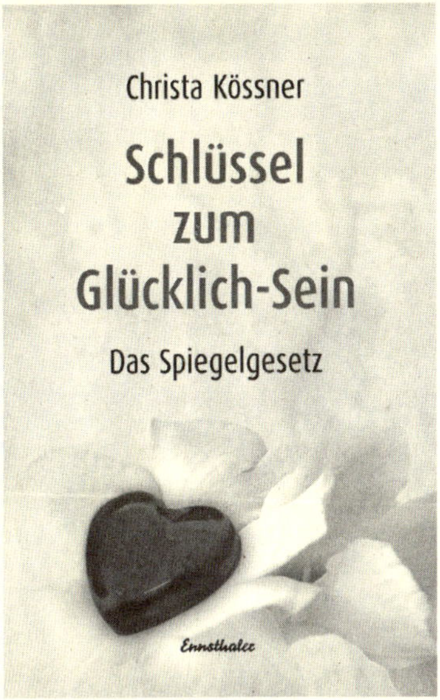

Christa Kössner
Schlüssel zum Glücklich-Sein
Das Spiegelgesetz
ISBN 978-3-85068-768-3;
Format 13,5 x 21 cm,
112 Seiten, geb.

Auch als E-Book lieferbar:
ISBN 978-3-7095-0004-0

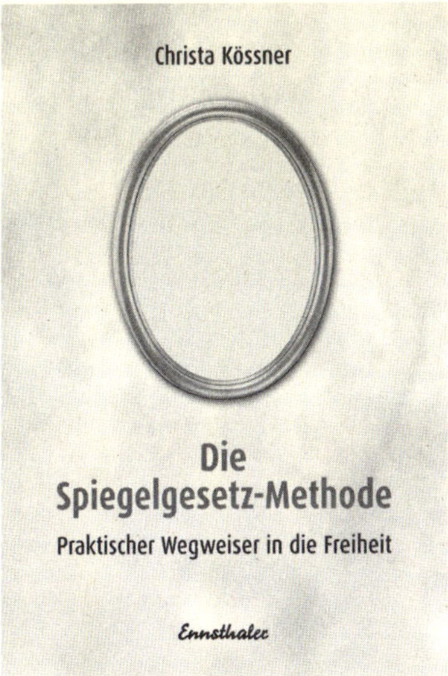

Christa Kössner
Die Spiegelgesetz-Methode
Praktischer Wegweiser
in die Freiheit
ISBN 978-3-85068-579-5;
Format 11,7 x 17 cm,
128 Seiten, br.

Auch als E-Book lieferbar:
ISBN 978-3-7095-0005-7

Ennsthaler *Bücher für ein bewusstes Leben*